安徽省高校优秀青年人才支持计划重点项目"高职高专院校医学生职业道德教育方法与路径研究"（gxyqZD2019124）研究成果

医学生职业道德教育研究

徐　婷◎编著

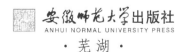

安徽师范大学出版社
ANHUI NORMAL UNIVERSITY PRESS

·芜湖·

图书在版编目(CIP)数据

医学生职业道德教育研究 / 徐婷编著. —芜湖:安徽师范大学出版社,2022.10
ISBN 978-7-5676-5654-3

Ⅰ.①医… Ⅱ.①徐… Ⅲ.①医学院校-大学生-职业道德-教育研究 Ⅳ.①R192

中国版本图书馆CIP数据核字(2022)第176833号

医学生职业道德教育研究

徐 婷◎编著

责任编辑:何章艳　　　　　责任校对:蒋 璐
装帧设计:张 玲 姚 远　　责任印刷:桑国磊
出版发行:安徽师范大学出版社
　　　　芜湖市北京东路1号安徽师范大学赭山校区　邮政编码:241000
网　　址:http://www.ahnupress.com/
发 行 部:0553-3883578　5910327　5910310(传真)
印　　刷:苏州市古得堡数码印刷有限公司
版　　次:2022年10月第1版
印　　次:2022年10月第1次印刷
规　　格:700 mm×1000 mm　1/16
印　　张:12.5
字　　数:200千字
书　　号:ISBN 978-7-5676-5654-3
定　　价:42.00元

凡发现图书有质量问题,请与我社联系(联系电话:0553-5910315)

前　言

随着我国医疗卫生体系改革不断深入，公众的健康服务需求和医疗消费能力日趋增长，人们对医务工作者的职业道德要求也不断提高。医务工作者承担的是救死扶伤的神圣使命，关系到人民群众的生命与健康，一位优秀的医务工作者应同时具备高超的专业技能和高尚的职业道德情操。医学生作为未来医务工作者的"后备军"，他们的职业道德水平将成为影响我国医疗卫生行业建设以及医患关系发展的重要因素。职业理想对确立人生目标、实现人生价值而言具有积极作用，然而根据相关的调查来看，绝大多数高中毕业生在高考志愿填报时选择医学相关专业更多考虑的是父母之命或者是职业的社会地位等因素，还不能充分了解医学行业的风险、压力及社会对医务工作者的道德要求和医务工作者所需要承担的社会责任，这是导致部分医学生学习目的不明确，对职业道德的认识模糊不清，对将来所从事职业的认同度不高，职业情感淡漠，不愿奉献的重要原因。

医学是一门具有自然、社会和人文等多重属性的学科，医学以科学的知识与技术探索生命的奥秘，维护人类健康，挽救生命于危难；医学也以道德修养理念与精神培育人类的良知，滋养人类的和谐，推动社会的进步。所以说，没有道德修养的医学就不是真正的医学。孙思邈的"精诚合一"和希波克拉底的"德术合一"都是对医术精湛与医德高尚有机结合最好的概括。因此，要对医学生开展职业道德认知教育，引导医学生树立正确的人生观、价值观，为日后形成良好的职业道德素养打下坚实的基础。

本书为安徽省高校优秀青年人才支持计划重点项目"高职高专院校医

学生职业道德教育方法与路径研究"（编号：gxyqZD2019124）的研究成果，对医学生职业道德教育进行了系统的阐述，同时结合医学生的特点，突出了职业道德、职业素养与医疗岗位的有机结合，体现了思想性、知识性、适用性，有利于提升医学生职业道德水平，提升医学生的综合素质。

本书在写作过程中参阅了部分同行专家、学者的相关著作、论文，吸取了诸多有益的成果和见解，在此致以诚挚的谢意。由于水平和时间所限，书中难免有不妥之处，恳请各位同行专家、学者和广大读者批评指正。

徐　婷

2021年10月

目　录

第一章　道德与职业道德

第一节　道德概述

一、道德的内涵

（一）道德的词源

在中国古代，"道德"一词最早是分开使用的。"道"，本义指道路。《说文解字》曰："道者，路也。"《孟子》中称："夫道若大路然。"借指事物运动变化过程中必须遵循的普遍规律，或指万物的本体，引申为规律、规范、规矩等意思。古有天道与人道之分。天道的字面含义是天的运动变化规律。世界必有其规则，是为天道。所谓人道，一般是指做人的道理，即人的社会行为应该遵循规则。可见，单从词源上看，"道"与"理"实为一物，同是规律和规则。所以，段玉裁注《说文解字》"伦"字曰："粗言之曰道，精言之曰理。""德"，据西周初期文献中出现的"德"字，从"直"从"心"，其意思是要把心（即思想）放得端正。《说文解字》曰："德，外得于人，内得于己也。""德"与"得"意义相近，指具体事物从"道"所得的特殊规律或特殊性质；对于"道"的认识有得于心，亦称为"德"。朱熹说："德之为言得也，行道而有得于心者也。"即"行道，有得于心，谓之德"。这样，"德"事实上被引申为一个人内在的品质、品德、思想道德觉悟，"道德"的"道"因为与"德"结合而受到"德"的限定，指一个人的行为应该如何的规范。事实上，一个人如果按事实的规律行事，并不能得到德，只有按应该如何的规范行事，才能得到德。因此，"道""德"合二为一，就是指应该如何的行为规范。

在西方文化中，原本无"道德"特指的词，罗马哲学家西塞罗和塞涅卡翻译伦理学时使用了"moralis"，意指风尚、习俗，以及规则、规律、品格等。这其实就是指道德，因为道德最早是和风尚、习俗融合在一起的，体现于人们的活动规律和规则，表示人们的行为准则和品行修养。可见，无论在中国还是西方，"道德"一词主要是指人们的行为规范以及与之相联系的品性。

（二）道德概念的理解

那么，究竟什么是道德，如何理解道德的概念呢？"道"是事物发展变化的规律，"德"是指立身根据和行为准则，指合乎道之行为。道德是指在一定条件下，依靠社会舆论、传统习惯和内心信念调节人与人之间、个人与社会之间关系的行为准则和规范的总和。道德说明人的品质与境界。在中国古代文化中，道德这一概念在使用上有两种意义：一是作为哲学范畴使用。在《道德经》中，老子阐述的道德是两个不同含义的哲学范畴。"道可道，非常道。"老子认为"道"是天地万物赖以产生的根本，"德"是"道"的运用，是"道"的本性在具体事物中的体现和贯彻。二是在伦理意义上使用。如孔子把"道"视为人行为的最高准则。孔子说："吾道一以贯之。"这个"道"应该是孔子反复强调的"仁"。"德"在孔子的思想中有时直接表达的就是我们今天所说的道德之义。在伦理意义上将道德连用起来的是荀子，他在《劝学》篇中说："故学至乎礼而止矣，夫是之谓道德之极。"荀子认为，理解和做到了"礼"即达到了道德的最高境界。在现代文化中，道德是一种社会意识形态，它是由一定社会的经济基础决定的，属于社会的上层建筑。其中，内心信念是道德规范调节行为的最根本的、最直接的因素。因此，自律性是道德最显著的特征。我们可以从以下几个方面来把握道德的含义。

1.道德是人类社会具有的特殊属性

马克思主义科学地揭示了道德的本质，认为道德是由社会经济关系所决定的，是依靠社会舆论、传统习惯和内心信念维持的人与社会、人与人之间行为规范的总和。人类社会是由主观世界和客观世界构成的，人类的主观世界是一个丰富多彩、错综复杂而又变化多端的现象系统，包括素质、能力、思想、观念、意识、信仰、知识、修养、个性、心理、情感等各种意识形态。在这个系统中，世界观、人生观、价值观居于核心位置，起着主导作用。也就是说，道德是人类区别于一般动物的重要标志，是人类社会具有的特殊属性。

2.道德是由一定社会的经济关系所决定的特殊意识形态

众所周知，人类为了生存就必须从事生产劳动，而要从事生产劳动就必然会结成一定的生产关系。马克思指出："人们在生产中不仅仅同自然界发生关系。他们如果不以一定方式结合起来共同活动和互相交换其活动，便不能进行生产。为了进行生产，人们便发生一定的联系和关系；只有在这些社会联系和社会关系的范围内，才会有他们对自然界的关系，才会有生产。"因此，也就是在劳动生产中，形成了个人与他人、个人与集体、个人与社会的各种社会关系，产生了如何处理这些关系的态度和行为，以及对这些态度和行为的看法和评价。也就是说，社会经济关系决定了人们必然产生一定的道德关系、道德观念和道德情感。道德深深地根植于社会经济关系的土壤之中，有什么样的经济关系，就必然会有什么样的道德；社会经济关系改变了，道德也会或迟或早地发生变化。在阶级社会中，道德具有鲜明的阶级性。

3.道德依靠社会舆论、传统习惯和内心信念来发挥自身的调节作用

道德作为调整社会关系以维持社会秩序的一种精神力量，不以权力强制为自己开路，其作用的发挥主要是依靠社会舆论、传统习惯和内心信念。社会舆论通过表扬和肯定一些良好的品行，批评、否定一些不良的品行，形成一种精神力量，鼓励、制约或限制人们的行为，形成良好的社会道德风尚。传统习惯是人们在社会生活中逐步形成的习以为常的行为方式和道德风尚。由于传统习惯源远流长、深入人心，并往往与民众情绪、社会心理交织在一起，所以具有稳定性、群众性和持久性等特点。内心信念是人们发自内心地对道德义务的真诚信仰和强烈的责任感，是人们对自己行为进行善恶评价的精神力量。具有高尚内心信念的人，做了合乎道德的事情，会感到"问心无愧"，得到精神的满足、内心的愉悦；做了不道德的事情，会感到"问心有愧"，良心不安，谴责自己。可见，内心信念对人们主动选择和调整自己的行为具有重要作用。

4.道德以善恶为评价标准来评价和规范人们的行为

在社会生活中，人们常常会对各种行为进行议论和评价，说这种行为"好"，那种行为"不好"或"坏"；这种行为"道德高尚"，即是"善"，那种行为"缺德"，即是"恶"。在阶级社会中，一个人的行为究竟是善还是恶，主要是以自己所属阶级的阶级利益为判断标准的。凡是符合本阶级的利益或者符合从本阶级的利益中引申出来的道德原则和道德规范的行为，就是善；反之，就是恶。善恶是具体的、历史的，没有超阶级的、永恒不变的善恶标准。一般来说，善恶的客观标准，就是看其行为是否有利于社会的发展进步，是否有利于广大人民。

5.道德是调整个人与个人、个人与社会之间关系的行为规范

人"不是单个人所固有的抽象物"，人是社会的人。社会是在一定的生产方式的基础上形成的众多个人之间持续不断地相互联系、相互影响和相互作用的特殊的物质机体，人类的一切活动都是在这个物质机体中进行的。人是处于"一定历史条件和关系中的个人"，任何人要在社会中生活，就必然同他人、同社会发生这样那样的联系，形成复杂的社会关系，产生种种矛盾。为了防止冲突，保障社会生活的正常进行，就必须对人们之间的关系进行调整，对人们的行为加以必要的约束。这种调整人们之间的关系、约束人们行为的手段，在原始社会是靠维护氏族利益的风尚、习俗实现的。随着阶级的出现，人类社会生活复杂化，调整人们之间的关系、约束人们行为的手段也随之复杂多样，出现了经济、政治、法律等调节手段。与此同时，在原始社会风尚、习俗的基础上根据一定阶级利益的要求，形成了以善恶评价为标准的，依靠社会舆论、传统习惯和内心信念等维持的行为准则和规范，这也就是调整个人与个人以及个人与社会之间关系的道德。

二、道德的起源与目的

道德是人类历史上最早出现的社会意识形态之一，同其他的社会意识形态一样，道德也有自己的起源、演变与发展的过程和规律。那么道德是如何产生和形成的？

（一）道德的起源

在伦理学史上，关于道德的起源问题始终是一个有争议的问题。不同的伦理学派，不同的伦理学家，站在不同的立场，对这个问题有着不同的看法。

客观唯心主义者认为，道德是善的理念或绝对观念，道德起源于"神"的启示或者"上帝"的意志。如古希腊哲学家柏拉图认为，"道德是神的意志决定的"，是"神把善的理念"放进人的灵魂的结果，由于人的灵魂不同，才产生了不同等级的道德品性。中世纪占统治地位的宗教伦理学则认为，道德起源于"上帝"的启示。我国汉代的思想家董仲舒把道德看作是天命，是神的意志，"今善善恶恶，好荣憎辱，非人能自生，此天施之在人者也"，"道之大原出于天，天不变，道亦不变"。

主观唯心主义者认为，道德根源于人类的"天性"或自然本性，是先验的、抽象的"精神""理念""良知""情感"的产物，是先天的，与生俱来、人心固有的东西。如德国哲学家康德认为，人是一种理性的动物，其道德行为根源于"人的灵魂"，是对人脑固有的实践理性的遵从。道德律令就发生在个人的心中，是纯粹先天的东西，它根本不受环境左右，同现实毫无关系。我国战国时代的思想家孟子就说过："仁义礼智，非由外铄我也，我固有之也。"

旧唯物主义伦理学家则从抽象的人或人的自然本性出发来解释道德起源，认为道德是人的生理本能、感觉需要的产物，是人的天性的欲望。18世纪法国唯物主义者霍尔巴赫就说："适合于人的道德学应当建立在人性上；它应当告诉人什么是人，什么是人给自己提出的目的，以及达到这个目的的方法……这就是全部道德学的撮要。"他认为人是一个有感觉、有心智、有理性的动物。法国哲学家爱尔维修也认为，人是一种有感觉的动物，感觉便是人类天性之基础，感受着快乐或痛苦，指导人类活动的一切形态都是从感觉中来的。我国古代文献《管子》中也有"仓廪实而知礼节，衣食足则知荣辱"的说法。

马克思主义从社会存在决定社会意识这一唯物史观的基本原理出发，坚持从人类现实的社会关系中，从人类赖以取得物质生活资料的生产和交换的经济关系中，去探求道德的根源。这是古往今来第一次科学地揭示了道德的起源问题。

马克思主义认为，道德不是来自神的世界或独立于现实生活之外的精神世界，也不是来自人的自然本性；道德的起源，不应从人们的意识中去寻找，也不应从社会生活之外去寻找，而只能从现实的人类物质生活中去探求。正如爱尔维修所说："如果我生在一个孤岛上，孑然一身，我的生活中就没有什么罪恶和道德了。"道德起源于社会，起源于社会的需要。何为社会？社会是人的存在方式，"静态地看，不过是人的人群体系，是两个以上的人因一定人际关系而结合起来的共同体；动态地看，则是人的活动体系，是人们相互交换活动共同创获财富的利益合作体系"。人是社会性动物，不能离开社会而生活。这是因为人的需要是多种多样的，单靠个人活动不可能得到满足。故荀子指出："百技所成，所以养一人也。而能不能兼技，人不能兼官，离居不相待则穷。"所以，人类为了自身的生存，为了满足各种需要，必然要结成社会，并在社会活动中，建立起各种人际关系，形成各种社会关系，为道德的产生提供必要前提。一方面，人们在社会活动中，必然会形成个人与个人、个人与社会的各种关系和矛盾，并产生如何看待这些关系、解决这些矛盾的态度和行为，产生对这些行为的评价及善恶判断，也即产生一定的道德观念、道德情感、道德意志、道德信念。另一方面，为了使人们在追求各自利益、实现各自目的的过程中不至于相互侵犯，乱成一团，威胁人类的发展和社会的存在，社会必然要为人们的行为设置规范进行管理，使人们的行为有序，从而保障社会生产、利益交换活动的有序进行。不言而喻，这种由社会制定或认可的行为规范无非有两种：一种是对于人们具有重大社会效用的行为应该且必须如何的权力规范，如政治、法律、制度等；另一种则是对于人们具有社会效用的行为应该而非必须如何的非权力规范，这就是道德。所以，道德与政治、法律一样，源于社会存在和发展的需要，并随着社会经济关系的变化发展而变化发展。

（二）道德的目的

道德的目的是自律和他律的统一。一方面，道德是人类完善自我的重要手段。自我完善乃是人之所以为人而区别于其他动物的根本特征。道德源于人完善自我品德的道德需要，是人类完善自我品德，做道德完人的重要手段。另一方面，道德又是维持社会活动秩序，从而保障其存在和发展的重要手段。道德的普遍目的就是在社会关系中建立起一种秩序。道德的普遍目的在于改善或不恶化人类的困境。道德通过为人们的行为提供外在规范，保障社会的存在和发展。然而，保障社会的存在和发展又是为了什么？无疑是为了增进每个人的利益，满足每个人的需要，实现每个人的幸福。因此，我们可以认为保障社会的存在和发展，是道德的直接目的、社会目的和普遍目的。增进每个人的利益，实现每个人的幸福，则是道德的间接目的、最终目的、个体目的。综上所述，道德的最终目的就是两者的有机统一。

三、道德的本质

所谓"本质"即一种事物的根本性质。一种事物会有许多特点，其中有一个特点是最根本的，对其他特点起决定性影响作用，这个特点就是这种事物的根本标志。这个特点就称为这种事物的"根本性质"，也就是"本质"。人们对道德的起源有多种不同的看法，必然导致对道德的本质也有不同的揭示，因此，也存在着对道德本质的争论。

（一）道德的一般本质

道德作为一种特殊的社会意识，是社会意识形态的一个组成部分，是由社会经济关系所决定的。恩格斯说："人们自觉地或不自觉地，归根到底总是从他们阶级地位所依据的实际关系中——从他们进行生产和交换的经济关系中，吸取自己的道德观念。"因此，社会经济关系对道德的形成和发展起着决定作用，在一定的经济关系的基础上，必定会产生与之相适应的道德。社会经济关系对道德的决定作用表现在以下几个方面：

1.社会经济关系的性质决定道德的性质

有什么样的社会经济关系，就有什么样的社会道德。历史上出现的各种道德体系都是从当时的社会经济关系所决定的利益关系中引申出来的。迄今人类历史所经历的五种社会经济关系类型（即原始社会经济关系、奴隶社会经济关系、封建社会经济关系、资本主义社会经济关系和社会主义社会经济关系），就决定了有五种社会道德与之相适应。

2.道德的变化随社会经济关系的变化而变化

社会经济基础变化了，由它所决定的物质利益关系必然会发生变化，作为调整利益关系的道德规范和原则也就必然发生变化。一旦旧的社会经济关系完全被新的社会经济关系所代替，新的社会道德便或迟或早地取代旧的社会道德而居于社会的主导地位；即使在同一社会经济形态里，经济关系发生的局部变化，也会相应地引起社会道德的某些变化。人类道德的发展史，就是道德随着社会经济关系的变化发展而不断变化发展的历史，那种认为道德是永恒的、不变的观点是不符合历史发展规律的。

3.人们在社会经济关系中所处的不同地位与利益关系直接决定道德的基本原则和规范

各个阶层的利益不同，决定了各个阶层的道德观念、道德原则、道德标准的不同。在现实社会中，由于各个阶层都生活在同一社会经济结构中，处于同一生态环境下，就必然会有共同的生活准则和道德要求。比如，讲文明礼貌、遵守公共秩序、保持环境卫生等。我们在道德的共性和个性问题上，必须坚持唯物辩证法的观点，即不能因为存在不同社会阶层的不同社会地位和利益而否认共同的道德。

（二）道德的特殊本质

道德的特殊本质，即道德作为人类社会一种特定的、具体的意识形态所具有的不同于其他社会意识形态的特殊性质。

1.道德是特殊的规范调解方式

道德是一种由规范、原则、意识、信念和行为习惯构成的特殊的调解规范体系，具有特殊的规范性。道德的规范性表现在以下几个方面：

（1）道德是一种非权力规范。道德不使用权力强制为自己开辟道路，其实施主要是借助于传统习惯、社会舆论和内心信念来实现。传统习惯是一种行为准则，社会舆论的力量是一个"精神法庭"，内心信念是一个无形的"法官"，任何不道德的行为都难逃它的审判。道德行为转化所依赖的主要手段，一是教育的力量，二是社会舆论的力量。

（2）道德是一种非制度化的规范。调整人与人之间关系的规范，除了道德规范外，还有政治规范、法律规范等。但政治规范、法律规范都是制度化的规范，是特殊的社会制度；而道德规范就整体而言，则没有制度化，它不是被颁布、制定或规定出来的，而是处于同一社会或同一生活环境中的人们在长期的共同生活过程中逐渐积累形成的要求、秩序和理想，它表现在人们的视听言行上，深藏于品格、习惯、意向之中。

（3）道德是一种内化的规范。道德是通过干预人们的思想、内心来干预人们的行为的。道德规范只有在被人们真心诚意地接受，并转化为"内心自愿"时，才能得到实施。那种迫于外界压力而循规蹈矩的人，并不是真正意义上的道德君子。

2.道德是一种实践精神

道德是一种以指导行动为目的，以形成人们正确的行为方式为内容的精神，是人类掌握世界的特殊方式，是人类发展完善自身的活动，因此，它又是实践的。

（1）道德源于人的需要。道德作为实践精神是一种价值，是道德主体的需要同满足这种需要的对象之间的价值关系。众所周知，人的一切行为、活动都源于人的需要，道德也是人的一种活动，因而也源于人的需要。道德需要作为高于物质需要的精神需要，作为实现人之所以为人、人与动物区别开来的需要，主要是促使人类结成相互满足的价值关系，推动人们改善这种关系，调节人与人的交往、协作，完善人格。

（2）道德是有目的的行动。目的性是人类活动的最基本特征，也是人类精神能够进入实践的主要依据。在社会中，"任何事情的发生都不是没有自觉意图，没有预期目的的"。道德也不例外，正是人的行为的目的性决定了道德行为的方向、价值，表现了精神的实践功能。由此可见，道德不仅仅是价值，更是实现价值的行动，是有目的的行动。反之，实践精神要成为道德，就必须转化为一定目的和在这一目的支配下的行动，就必须干预、调节人们的目的，并通过调节目的而达到调节行为。所以，我们可以把道德的基本品质概括为：道德是人们从"实践—精神"上掌握现实世界的一种特殊方式，其目的是按照"善"的规则去创造性地完善社会和人自身的存在。

四、道德的特征

道德是一种社会意识形态，它和其他社会意识形态一样都是由经济基础决定的，并且都要为其经济基础服务，这点是共同的。但是，应该指出，每一个社会意识形态都是复杂的，都有着各自的特征，都各自发挥着它们应有的作用。道德的特征突出表现在以下几个方面：

（一）道德具有特殊的规范性

道德反映社会存在的形式，和其他社会意识形态有着根本不同，它不仅限于概念和范畴的逻辑体系，还提出一系列的道德规范。因此，规范性是道德的一个极为重要的特点。所谓道德的规范性，是说道德主要是要求人们按照一定的准则去活动。按照道德规范去做的行为就是道德的行为，就是善的行为。反之，不按照道德规范去做的行为，就是不道德的行为，就是恶的行为。因此，人们常说"道德是行为规范的总和"，就是抓住道德的这个重要特点来讲的。

社会生活中，提出规范性要求的不仅仅是道德规范，还有法律规范、管理规范等，它们具有不同的内容和特点。道德的调节作用虽然不需要强制执行，但道德评价却贯穿于道德作用的全过程，道德评价是通过善与恶、正义与非正义、公正与偏私、诚实与虚伪等道德观念来评价自己或他人的行为，从而调整人们之间的关系，促进个人良好道德品质和良好社会风气的形成。道德的调节作用也具有精神上的强制性一面，但它同法律规范、管理规范等硬性规范的强制在性质上是不同的。不道德的行为要受到社会舆论的压力、群众的批评、良心的谴责，它们形成一种强大的意识压力，使人们悔过自新、弃恶从善。所以说道德具有特殊的规范性。

（二）道德具有广泛的社会性

道德存在于社会生活的各个领域，渗透于各种社会关系和人们的一切思想行为之中。具体表现为它贯穿于人类社会的各个社会形态。道德是调整人与人之间关系的，只要有人类社会存在，就会有道德；道德是和社会并存的，是人类历史上存在时间最长的一种社会意识形态。道德的产生比法律早，法律在阶级社会出现之后才产生，但道德在原始社会就产生了。

道德遍及社会各个领域，在经济领域、政治领域、文化领域、宗教领域等方面，都有道德问题。道德渗透于各种社会关系之中，不同行业之间、不同单位之间、不同家庭之间，都有着道德问题；家庭成员之间、同学之间、朋友之间也存在着道德问题。总之，只要有人与人的关系存在，就需要有调整人与人之间关系的道德存在。

（三）道德具有独特的多层次性

在道德规范体系中，由道德基本原则提出总的要求，但是在调整人与人之间的关系时，在道德基本原则要求下，还有一些不同的具体的道德要求，表现出多层次结构的特点。例如，封建道德最根本的就是要维护封建宗法等级关系，根据这个总的要求，对不同的人和不同方面又提出不同的道德规范，如"三纲五常""忠君孝亲""三从四德"等一系列的道德规范，体现出明显的多层次结构特点。人们的社会关系、阶级关系是多种多样的，而且表现出多层次性，因此，反映在道德要求上，也就有不同的层次要求。这种特点在社会主义社会中也是存在的。应该指出，一个阶级内部、一个单位、一个家庭中，人与人之间的关系也是不同的、多层次的。因此，我们应根据道德规范具有多层次性这个特点，对不同对象提出不同要求。

（四）道德具有更高的稳定性

社会意识形态都具有相对稳定性，而道德相比其他社会意识形态变化速度更慢，表现出更高的稳定性。一般来说，某种道德一经形成便会长期存在。经济关系和政治制度的变革，固然使旧道德失去了存在的客观依据，但由于旧道德已在漫长岁月里变成了人们的传统习惯和礼节，而且这种传统习惯和礼节往往又与人们的信念、情感、心理结合在一起，因而具有更高的稳定性。例如，在恋爱、婚姻、家庭等问题上，至今仍有人讲究门当户对，仍有人重男轻女。这些都是封建腐朽道德顽固性和稳定性的表现。

第二节 职业与职业道德

一、职业的内涵

（一）什么是职业

所谓职业，是指由于社会分工而形成的具有特定专业和专门职责，并以所得收入作为主要生活来源的工作。职业是社会分工和社会发展的产物，是人类最基本的实践活动。在人类社会生活中，人们总是要根据社会分工从事这样或那样的工作，由此就出现了以分工为显著特征的多种职业。社会需要各种各样的人才，世界上的职业千千万万，每一种职业都有不同于其他职业的特点，不同的人才需要具备不同的职业素质。

职业既是人们谋生的手段，也是人与人之间以及人与社会进行交往的一种主要渠道。从个人角度来看，职业是人们在社会中所从事的作为谋生手段的工作，并获得相应的报酬；从社会角度来看，职业是劳动者获得的社会角色，劳动者为社会承担一定的义务和责任；从国民经济活动所需要的人力资源角度来看，职业是指不同性质、不同内容、不同形式、不同操作的专门劳动岗位。

人类社会的生存和发展，必须解决衣食住行等问题，满足社会成员的物质生活和精神生活的种种需要。因此，就需要人们从事各种各样的工作，从事专门的业务。例如，有的人当农民，有的人当工人，有的人当教师，有的人经商，有的人行医，有的人从事行业管理工作，等等。马克思、恩格斯指出："人们为了能够'创造历史'，必须能够生活。但是为了生活，首先就需要衣、食、住以及其他东西。因此第一个历史活动就是生产满足这些需要的资料，即生产物质生活本身。"这里讲的"生产物质生活本身"，随着社会的发展就成为人们的职业活动。

职业在社会生活中主要体现出三个方面的要素：一是职业职责，即每一种职业都包含着一定的社会责任，必须承担一定的社会任务，为社会作出应有的贡献。二是职业权利，即每一种职业人员都有一定的职业业务权利，也就是说，只有从事这种职业的人才有这种权利，而在此职业之外的人不具有这种权利。三是职业利益，即每种职业人员都能从职业工作中取得工资、奖金、荣誉等利益。任何一种职业都是职业职责、职业权利和职业利益的统一体。

（二）职业基本特征

根据职业产生的发展历史及其对人类社会发展的影响分析，职业具有以下基本特征：

1.社会性

职业是人类在劳动过程中的分工现象，它体现的是劳动力与劳动资料之间的结合关系，其实也体现出劳动者之间的关系，而劳动产品的交换体现的则是不同职业之间的劳动交换关系。国家和社会就大的方面可以分为三类产业，其中第一产业和第二产业都是物质生产部门，第三产业虽然并不生产物质财富，但它是社会物质生产和人们生活必不可少的部门。在传统农业社会，农业人口占比最大；在工业化社会，工业领域中的职业数量和就业人口会显著增加；在科学技术高度发达和经济发展迅速的社会，第三产业的职业数量和就业人口显著增加。

2.行业性

行业是根据生产工作单位所生产的物品或提供服务的人的不同而划分的，是按事业单位、企业、机关团体和个体从业人员所从事的生产或其他社会经济活动的性质的同一性来分类的。某行业的职业内部，其劳动条件、工作对象、生产工具、操作内容相同或相近，由于这同一的环境，人们就会形成同一的行为模式，有共同的道德规范。不同职业的劳动条件、工作对象、工作性质等都不相同，存在着很大的差异。随着社会的进步和发展，新的职业将会不断涌现，各种职业间的差异也会不断变化。

3.经济性

职业的经济性也叫职业的功利性，是指职业作为人们赖以谋生的手段所具有的逐利性一面。职业活动既满足职业者自己的需要，同时也满足社会的需要，只有把职业的个人功利性与社会功利性结合起来，职业活动及其职业生涯才具有生命力和意义。

4.职位性

职位是一定的职权和相应责任的集合体，职权和责任是组成职位的两个基本要素。职权相同，责任一致，就是同一职位。在职业分类中，每一种职业都有特定的职位性。从社会需要角度来看，职业并没有高低贵贱之分，但是现实生活中由于对从事职业的素质要求不同以及人们对职业的看法或舆论的评价不同，职业便有了层次之分。这种职业的不同层次往往是由不同职业收入水平，工作任务的轻重，体力、脑力劳动的付出，社会声望、权力、地位等因素决定的。

5.技术性和时代性

职业的技术性是指不同的职业具有不同的技术要求，每一种职业往往都表现出一定的技术要求。职业的时代性是指由于科学技术的变化，人们生活方式、习惯等因素的变化导致职业打上了时代的烙印。

6.规范性

职业的规范性包含职业内部的操作规范性和职业道德的规范性。不同的职业在其劳动过程中都有一定的操作规范性，这是保证职业活动的专业性要求。不同职业对外展现其服务时，还存在一个伦理范畴的规范性，即职业道德。这两种规范性构成了职业规范的内涵与外延。

二、职业的功能和作用

（一）职业的功能

职业生活在人们社会生活中是处于首要地位的活动，解决好职业问题对人的一生发展具有重大的意义。

1.个人角度

从个人角度来说，职业具有以下功能：职业是个人获得经济收入的来源，是个人维持家庭生活的手段；职业是促进个性发展的手段，当个人从事的职业能使个人的特长、兴趣得到充分发挥时，也就促进了个性的充分发展；职业还是个人在社会劳动中从事具体劳动的体现，是个人奉献社会的途径；职业也是个人获得名誉、权利、地位等的来源。

2.社会角度

从社会角度来看，职业的存在和职业活动构成了人类社会的存在和社会活动；职业劳动创造出社会财富，从而为社会的存在和发展奠定物质基础；职业的分工是构成社会经济制度运行的主体；职业也是维持社会稳定，实现社会控制的手段；职业的运动如职业结构的变化、职业层次间的矛盾的解决也是推动社会进步的一种动力。

（二）职业对劳动者的重要作用

1.职业是劳动者谋生的手段

社会生产是人类社会存在和发展的基础，人类在社会生产中产生了社会分工，在此基础上逐渐形成了职业。通过职业，人们为社会提供产品和服务，社会付给劳动报酬。不同的职业，不同的岗位，由于劳动的质和量的差别，所获得的报酬是不同的。这种报酬成为劳动者本人及家庭生活的主要经济来源。如果劳动者失去职业，不能为社会奉献劳动，那么就得不到报酬，自身及家庭的生活就会失去经济来源，生存就会发生困难，所以对劳动者个人而言，职业首先是其谋生的手段。

2.职业是劳动者谋求发展、实现和创造自身价值的途径

通过职业，人们获得一定的社会角色，为社会提供劳动，作出贡献，得到社会的承认。劳动者为了实现更高的自身价值（社会承认），就会努力学习，勤奋工作，不断提高自己的职业能力，劳动者自身也就能得到不断发展。劳动者在职业活动中做得越好，做出的成绩越大，为社会所作的

贡献也越大，社会给予劳动者的报酬也越高，不仅有经济上的报酬，还有社会地位、个人价值的提高。所以职业为劳动者搭建了一个平台，每个劳动者都可以在这个平台上尽情展现自己的才能，使自己得到充分发展，实现和创造更高的人生价值。

三、职业精神

（一）职业精神的内涵

人们在一定的职业生活中主观能动地表现自己，就形成了一定的职业精神。职业作为社会关系的一个重要方面，对社会成员的精神生活和精神传统产生着重大影响。其一，职业分工以及由此决定的从事不同职业的人们对社会所承担的责任不同，影响着人们对生活目标的确立和对人生道路的选择，以至在很大程度上影响着人们的人生观、价值观和职业观。其二，人们的职业活动方式及其对职业利益和义务的认识，对职业精神的形成有着决定性作用。一个人一旦从事特定的职业，就直接承担着一定的职业责任，并同其所从事的职业利益紧密地联系在一起。他对一定职业的整体利益的认识，促进其对于具体社会义务的文化自觉。这种文化自觉可以逐步形成职业道德，并进而升华为职业精神。其三，职业活动的环境、内容和方式以及职业内部的相互作用，强烈影响着人们的情趣、爱好以及性格和作风。其中包含着特定的精神涵养和情操，反映着从业者在职业品质和境界上的特殊性。可见，所谓职业精神，就是与人们的职业活动紧密联系、具有自身职业特征的精神。

（二）职业精神的基本要素

社会主义职业精神是由多种要素构成的，这些要素分别从特定方面反映着社会主义职业精神的特定本质和基础，同时又相互配合形成严谨的职业精神模式。

1.职业理想

社会主义职业精神所提倡的职业理想，主张各行各业的从业者放眼社会利益，努力做好本职工作，全心全意为人民服务、为社会主义服务，这是社会主义职业精神的灵魂。一般来说，从业者对职业的要求可以概括为维持生活、完善自我和服务社会三个方面。这些在职业选择中都是必需的，社会主义社会的公民在选择职业时应该把服务社会放在首位。因为，只有从社会的整体利益出发，从事社会所需要的各种职业，社会才能顺利地前进和发展。也只有在这个基础上，广大社会成员包括从业者自身才能过上幸福的生活。

2.职业态度

树立正确的职业态度是从业者做好本职工作的前提。职业态度具有经济学和伦理学的双重意义，它不仅揭示了从业者在职业生活中的客观状况及其参与社会生产的方式，同时也揭示了他们的主观态度。与职业有关的价值观念对个人的职业态度有着特殊的影响，一个从业者积极性的高低和完成工作的好坏，在很大程度上取决于他的职业态度。职业伦理学研究表明，先进生产者的职业态度指标最高。因此，改善职业态度对于培育社会主义职业精神有着十分重要的意义。

3.职业责任

职业责任包括职业团体责任和从业者个体责任两个方面。例如，企业是拥有生产经营所必需的责、权、利的经济实体。在国家与企业的责、权、利的关系中，责是主导方面。现代企业制度不仅正确划分了国家与企业的责、权、利，将三者有机地结合起来，而且也规定了企业与从业者的责、权、利，并使三者有机地结合起来。这里的关键在于要促进从业者把客观的职业责任变成自觉履行的道德义务，这是社会主义职业精神的一个重要内容。

4.职业技能

在社会主义现代化建设中，职业对从业者的职业技能要求越来越高，不但需要科学技术专家，而且迫切需要很多受过良好职业技术教育的技术人员、管理人员和其他具有一定科学文化知识和技能的熟练从业者。没有这样一支劳动者大军，先进的科学技术和先进的设备就不能成为现实的社会生产力。我国经济建设的实践证明，各级科技人员之间以及科技人员和工人之间都应有恰当的比例，生产建设才能顺利进行。良好的职业技能具有深刻的职业精神价值。

5.职业纪律

社会主义职业纪律是从业者在利益、信念、目标基本一致的基础上所形成的高度自觉的新型纪律。从业者理解了这个道理，就能够把职业纪律由外在的强制力转化为内在的约束力。从根本上说，社会主义职业纪律可以保障从业者的自由和人权，保障从业者发挥主动性和创造性。因此，职业纪律虽然有强制性的一面，但更有为从业者的内心信念所支持、自觉遵守的一面，从而具有丰富的精神内涵。自觉的意志表示和服从职业的要求这两者的统一构成了社会主义职业纪律的基础，这种职业纪律是社会主义法规性和道德性的统一。

6.职业信誉

职业信誉是职业责任和职业良心的价值尺度，包括对职业行为的社会价值所作出的客观评价和正确的认识。从主观方面看，职业信誉是职业良心中知耻心、自尊心、自爱心的表现。从客观方面说，职业信誉是社会对职业集团和从业者的肯定性评价，是职业行为的价值体现或价值尺度。同时，职业信誉又要求从业者提高职业技能，遵守职业纪律。社会主义职业精神强调职业信誉，更重视把社会的客观评价转化为从业者的自我评价，促使从业者自觉发扬社会主义职业精神。

（三）职业精神的特征

1.内容方面

职业精神鲜明地表达职业根本利益，以及职业责任、职业行为上的精神要求。也就是说，职业精神不是一般地反映社会精神的要求，而是着重反映一定职业的特殊利益和要求。它不是在普遍的社会实践中产生的，而是在特定的职业实践基础上形成的。它鲜明地表现为某一职业特有的精神传统和从业者特定的心理和素质，表现为从事某一职业的人们所特有的道德心理和道德品质，甚至造成从事不同职业的人们在道德品质上的差异，如人们常说的"军人作风""工人性格""学生味""学究气"等。

2.表达形式方面

职业精神往往比较具体、灵活、多样。各种不同职业对于从业者的精神要求总是从本职业的活动及其交往的内容和方式出发，适应于本职业活动的客观环境和具体条件。因而，它不仅有原则性的要求，而且往往很具体，有可操作性。它总是从本职业的实际出发，采用制度、守则、公约、承诺、誓言、条例或是标语口号之类的形式来呈现，这些灵活的形式既易于为从业人员所接受和实行，也易于形成一种职业的道德习惯。

3.调节范围方面

职业精神主要调整两方面的关系。一方面是调节从业人员内部关系，加强职业、行业内部人员的凝聚力；另一方面是调节从业人员与其服务对象之间的关系，塑造本职业从业人员的形象。从历史上来看，各种职业集团为了维护自己的利益，为了维护自己的职业信誉和职业尊严，不但要设法制定和巩固体现职业精神的规范，以调整本职业集团内部的相互关系，而且注意满足社会各个方面对于该职业的要求，调整该职业同社会各方面的关系。

4.功效方面

职业精神一方面使社会的精神原则职业化，另一方面又使个人精神成熟化。职业精神与社会精神之间的关系，是特殊与一般、个性与共性的关系，任何形式的职业精神都不同程度地体现着社会精神。同样，社会精神在很大程度上又是通过具体的职业精神表现出来的。社会精神寓于职业精神之中，职业精神体现着社会精神。职业精神与职业生活相结合，具有较强的稳定性和连续性，形成具有导向性的职业心理和职业习惯，以至在很大程度上改善了从业者在社会和家庭生活中所形成的品行，影响着主体的精神风貌。

四、职业道德及其特征

（一）职业道德的含义

职业道德与人们的职业生活紧密地联系在一起，它是从职业活动中引申出来的。所谓职业道德，就是指从事一定职业的人们在职业生活中所应遵循的道德规范以及与之相适应的道德观念、情操和品质。职业道德是同人们的职业活动紧密联系的。由于从事某种特定职业的人们，有着共同的劳动方式，受到共同的职业训练，因而往往具有共同的职业理想、兴趣、爱好、习惯和心理特征，结成某种特殊的关系，形成特殊的职业责任和职业纪律，从而产生特殊的行为规范和道德要求。正如恩格斯指出的，在社会生活中，"实际上，每一个阶级，甚至每一个行业，都各有各的道德"。职业道德亦称为行业道德。

职业道德由三个部分组成，即职业道德活动、职业道德意识和职业道德规范。职业道德活动是指从业者在职业生活中进行的、可以用善恶观念评价的群体活动和个体活动。职业道德意识是指在职业道德活动中形成的并影响职业道德的各种具有善恶评价的思想观念和理论体系。职业道德规范是指评价和指导人们职业生活行为的准则、要求和善恶标准。这三个方面既相互区别又相互联系。职业道德行为与活动是在一定职业道德意识指导下产生的，而职业道德意识的产生正是人们通过一定的职业道德活动（实践）而形成的。职业道德规范是职业道德活动和职业道德意识的统一。

（二）职业道德的特征

职业道德作为职业生活领域特殊的行为调节手段，具有其自身的特征。

1.继承性

职业道德不是在一般社会实践的意义上形成的。人们的职业生活总是一代接一代连续不断地进行的,一定的社会职业道德总是在继承历代职业道德的主要内容和基本要求的基础上发展起来的,所以,职业道德具有明显的继承性。这种继承性常常表现为从事某一职业的人们所特有的道德心理和道德品质,表现为世代相传的职业传统,以及比较稳定的职业心理、职业习惯和职业语言等。比如,古往今来,当教师的总是希望桃李满天下,因而,学而不厌、诲人不倦便成了教师的传统道德要求。再如医生,从古希腊的医学奠基者希波克拉底的《誓词》到今天世界医生联合会的《日内瓦誓约》,无论是古代还是现代,外国还是中国,都始终一致地强调对病人一视同仁,救死扶伤,实行人道主义。这一职业道德要求,一直延续至今。

2.行业性

职业道德是与各行各业的职业活动联系在一起的,它所规范的是该行业从业人员的职业行为,因而职业道德具有行业性。例如,教师的职业道德强调热爱学生,尊重学生,为人师表,教书育人;医务人员的职业道德强调治病救人,救死扶伤,实行人道主义;营业员的职业道德则强调公平买卖,童叟无欺,顾客第一,信誉第一等。一般来说,职业道德的行业性主要反映在两个方面:一是他们同所服务的对象之间的关系;二是同一职业内部人与人之间的关系。各行各业的道德规范对其他行业和本行业职业活动之外的行为活动有可能是不适用的。比如,医生在一定场合和条件下,为了减轻病人的各种精神压力,延长病人的生命,可以对病人隐瞒真实病情。这是医疗业务的特殊需要,是符合医德要求的。但是这种隐瞒病情的做法,就不能适用于其他职业,也不能适用于医生在医疗过程中特殊需要之外的行为活动。所以说,行业性是职业道德最显著的特点。同时我们也应看到,在我国现阶段,各行各业的职业活动都是为建设中国特色社会主义这个共同目标服务的,社会主义各行各业又有共同的职业道德要求。因此，在职业道德规范的内容上，各行各业都有特殊性的一面，也有普遍性的一面，既要求遵守各自职业的道德规范，又要求遵守共同的职业道德规范。

3. 适用性

各种职业道德规范，是人们在长期职业活动中总结、概括、提炼出来的，规定了各职业和行业的人们应该怎么做，不应该怎么做，怎样做是道德的，怎样做是不道德的。随着社会的发展以及各种职业新情况的出现，职业道德的内容也会发展变化，因而必须对该职业提出新的要求，补充新的内容。同时，职业道德大多数根据本职业的特点和要求，采用一些简便易行、简明适用的形式，如公约、条例、守则、规程、须知等，作出具体而明确的规定，有很强的实用性和针对性，既生动活泼，又易于为广大从业人员理解、接受、掌握和实行，也易于为社会道德所认可。正因为如此，职业道德对从事职业活动的人们的道德行为具有较强的约束力和适用性。

4. 纪律性

纪律是一种行为规范，但它是介于法律和道德之间的一种特殊的行为规范。它既要求人们能自觉遵守，又带有一定的强制性。就前者而言，它具有道德色彩；就后者而言，又带有一定的法律色彩。也就是说，一方面，遵守纪律是一种美德；另一方面，遵守纪律又带有强制性，具有法令的要求。例如，工人必须执行操作规程和安全规定，军人要有严明的纪律，等等。因此，职业道德有时又以制度、章程、条例的形式表达，让从业人员认识到职业道德又具有纪律的规范性。

第三节 职业道德的形成与发展

职业道德不是从来就有的，作为一种社会现象，它的形成与发展的根本原因和客观基础是人类社会生产力的发展而引发的社会大分工，即职业的产生。职业道德经历了原始社会、奴隶社会、封建社会和资本主义社会四种形态的历史演变，发展到现阶段的社会主义职业道德。

一、职业道德的形成

（一）职业道德的萌芽

社会发展历程表明，职业作为一种社会现象，是与社会分工和生产内部的劳动分工相联系的。它对人们的道德意识和道德行为，对整个社会的道德习俗和道德传统，都产生着重大的影响。人们在一定的职业生活中能动地表现自己，就形成了一定的职业道德。职业道德的产生是以社会分工为基础的。

人类从古猿转变为真正的人距今有300万年的历史。人类首先进入了原始社会的蒙昧时代。在蒙昧时代的初级阶段，人类不会用火，不会制造工具。之后进入蒙昧时代的高级阶段，人类学会了打制石器工具，并逐渐进入磨制石器工具时期。其时，生产力水平极其低下，人们靠采野菜野果、打鱼狩猎为生。男女老幼一起参加这些劳动，没有专门的社会分工，就没有专门的职业，也就不存在职业道德。

分工是从野蛮时代开始的，在野蛮时代的低级阶段，分工完全是自然产生的，只存在于男性、女性之间。男子在外靠打猎、捕鱼等获取食物，并制作工具；女子管家，制备食物和衣服。到了野蛮时代的中期，人类历史上出现了第一次社会大分工——畜牧业和农业的分离。接着出现了第二次社会大分工——手工业和农业的分离，这样就形成了不同的职业团体。由于人们长期过着不同的职业生活，从事着不同的职业实践，承担着不同的职业责任，于是就形成了不同的劳动习惯、生活习惯，产生了各自的职业利益和需要，形成了因行业不同而产生的职业联系和职业关系，慢慢地萌发了调节、指导、约束人们职业行为的职业道德。由于原始社会的生产力还不发达，分工也比较简单，调整人们之间职业分工的职业道德较少，所以原始社会的职业道德尚处于萌芽阶段。其职业道德具有以下特点：

第一，职业道德是由职业生活中的风俗习惯逐渐演化而来的，是在职业生活中自然而然形成的。

第二，职业道德不是从来就有的，而是在社会分工的基础上产生的。

第三，原始社会的职业分工十分简单，只有农业、畜牧业、手工业三类，因此职业道德规范较少。

第四，维护由血缘家庭组成的部落以及以部落为主体的职业团体的共同利益，维护团体内全体成员的自由平等、互相帮助、团结协作、共同劳动，是原始社会职业道德最主要的内容和要求。

第五，职业道德观念贫乏、直观、含混，是原始社会职业道德的又一显著特点。在原始社会，人们的思维和语言尚不发达，还不能用丰富的道德观念来把握社会的道德现象，而且也没有更多的语言词汇来描述道德观念和行为，仅能从感觉和感情的直观形式上来加以概括。如用"好的"和"坏的"、"有利的"和"有害的"等简单概念来说明"善""恶"的观念。

第六，原始社会由于没有文字记载，职业道德是一代代人通过长期生活经验逐步积累而形成的，并以行为方式，如动作、语言以及民俗禁忌、宗教仪式、模仿老人等外在的简单形式表现出来。

（二）职业道德的形成

奴隶社会是人类历史上第一个以私有制为基础的阶级社会。在这个历史阶段，奴隶社会两次社会大分工所形成的职业活动得到了进一步的巩固和发展，并且发生了第三次具有决定意义的社会大分工，即出现了专门从事产品交换的商业。同时，由于体力劳动和脑力劳动的分离，以及不可调和的阶级对立和斗争，在社会上层建筑领域，也出现了明显分工。当时，行业和职业多种多样。据我国先秦古籍《周礼·考工记》记载，当时的职业分工有六种，即王公、士大夫、百工、商旅、农夫、妇功。王公（高级统治集团）之职是"坐而论道"，士大夫（官僚和小贵族）之职是"作而行之"，百工（手工业者）之职是"审曲面势，以饬五材，以辨民器"，商旅（商贩）之职是"通四方之珍异以资之"，农夫之职是"饬力以长地财"，妇功（家庭妇女）之职是"治丝麻以成之"。《周礼·考工记》所描述的这些职责，虽然反映的是人们在社会职责上的阶级界限，但也反映了人们在职责上的区别。正是由于人们的不同社会实践活动，既有明显的阶级之分，又带有职业特征，所以不同职业或行业逐步形成了自己特殊的共同利益和共同义务，形成了共同的职业兴趣、爱好、习惯和心理传统。正是在这种情况下，各行各业为了维护自己的利益、履行自己的义务和巩固行业的秩序，就产生了各自特殊的道德要求。《论语》曰："百工居肆以成其事，君子学以致其道。"也就是说，不同的职业有不同的职责和不同的职业道德要求。这些特殊的道德要求，或者是由当时的统治集团及其思想家归纳、总结形成的，或者是由当时的各种职业集团、集体以守则、誓言等形式共同约定俗成的，或者是通过一些被认为是有道德的人们的身体力行而体现出来的。例如，《尚书》中强调，从政为官者必须"敬德保民"；古代军事家孙子提出，将帅应具备"智、信、仁、勇、严"的品德。在古希腊奴隶社会，职业道德也得到明确阐述。古希腊著名哲学家、思想家柏拉图在他的著作《理想国》中提出，哲学家的道德是"智慧"，武士的道德是"勇敢"，自由民的道德是"节制"。当这三个阶层在国家里面各做各的事而不互相干扰的时候，便是有了正义。这里的"智慧""勇敢""节制"有职业道德的意义，或者说是阶级道德在不同职业中的体现。总之，人类的职业道德真正形成于奴隶社会。其特点是：

第一，奴隶社会的职业道德主要是奴隶主和自由民的职业道德，不包括奴隶。因为在奴隶社会，奴隶没有人身自由，统治阶级根本不把奴隶看作人，而只看作是"会说话的工具"，不把奴隶从事的不同工作看作是不同职业，而只看作是某种工具或物件在不同场合的使用。奴隶主可以随意奴役、买卖、屠杀奴隶，或将奴隶当殉葬品。

第二，奴隶社会的统治者重视上层社会人们的职业道德，特别是与统治阶级切身利害有关的职业道德，而对直接从事物质生活资料生产的体力劳动者的职业道德则比较轻视。例如，奴隶主阶级鄙视劳动，鄙视劳动者，把劳动看作卑贱的，只有"小人"才去干的事。再如柏拉图所概括的"智慧""勇敢""节制"等道德要求，也主要是对统治集团、武士、商人的道德要求，奴隶是不在其中的。

第三，奴隶社会的职业及职业道德已显示出比较明晰的特征，比原始社会有了长足的进步。除了农业、畜牧业、手工业以外，还出现了如医生、教师、艺术、军事、官吏等职业，并相应出现各自的职业道德。被誉为西方医学之父的古希腊著名医生希波克拉底提出了医生应具有的职业道德，他在《誓词》中说："无论至于何处，遇男或女，贵人及奴婢，我之唯一目的，为病家谋幸福"，"我一定尽我的能力和判断力来医治病人，而不损害他们"，"我不得将危害药品给与他人"，等等。我国伟大的思想家、教育家孔子对教师提出了"学而不厌，诲人不倦""不耻下问""有教无类"等方面的职业道德要求。

总之，在奴隶社会，统治者更重视上层社会人们的职业道德，而对直接从事物质资料生产的体力劳动者的职业道德则不太重视。在奴隶主阶级看来，广大奴隶只不过是"会说话的工具"，他们是不配有什么职业道德的。所以，在奴隶社会，职业道德只是奴隶主和自由民的职业道德，职业道德的发展受到极大限制。

二、职业道德的发展

（一）职业道德在封建社会的发展

在封建社会，随着自然经济的缓慢发展，手工业、医疗、教育、军事、政治都有很大进步，形成了几种比较稳定的职业，如政府官吏、军人、教师、农民、手工业者、商人、医生等。与此同时，职业道德也得到了相应发展。在欧洲中世纪的城堡中，各种不同的行会制定了各种不同的章程，规定了商品价格、学徒数目和工作时间等，成为大家共同遵守的条规，以便调整手工业者之间的关系，其中包含了职业道德的内容。在我国漫长的封建社会中，各种职业道德都有较大发展。以医德为例，成书于春秋战国时期的《黄帝内经》、南齐的《褚氏遗书》、唐代的《千金要方》等医学文献里，对医德作了精辟论述，提出了医生的职业道德要求。扁鹊、华佗、张仲景、孙思邈、李时珍等名医，不但医术精湛，而且医德高尚。孙思邈在《千金要方·大医精诚》中精辟地论述了医德的要求。他认为，医生应有高度的责任感，要认识到"人命至重，有贵千金，一方济之，德逾于此"。医生的职责是治病救人，因此，"若有疾厄来求救者，不得问其贵贱贫富，长幼妍媸，怨亲善友，华夷愚智，普同一等，皆如至亲之想"；在诊治急病时，要专心致志，"纵绮罗满目，勿左右顾眄；丝竹凑耳，无得似有所娱；珍馐迭荐，食如无味；醽醁兼陈，看有若无"；"医人不得恃己所长，专心经略财物"；等等。医德如此，其他官吏道德、军人道德、商人道德、教师道德等，也发展到了比较完备的程度。由于自给自足的自然经济和等级更加森严的政治制度的共同作用，使得封建社会的各种职业道德不可避免地带有浓厚的封建色彩。其特点是：

第一，统治阶级把各行各业的安于本分、忠于职守的职业道德看作是保护现有职业分工和维护其统治秩序的长治久安之方，认为人们只要"安其居，乐其业"，国家就能出现"太平之象"。

第二，各种职业道德大都维护家长制统治，这是因为许多职业是世袭的，特殊的技术是"父子相传"的秘密，而且职业道德也以"子受父训"的方式世代相传，从而形成职业道德的家长制传统。

第三，在封建社会，职业被分为三六九等，各种手工业者、医生、乐师等职业，社会地位十分低下。唐代文学家、哲学家韩愈在《师说》一文中说："巫医乐师百工之人，君子不齿。"其意是说，从事巫医乐师百工职业之人，是不能和有地位的仁人君子相提并论的。至于商人，当时的地位就更为低下，甚至被纳入奸人之列。汉代史学家司马迁曾说过："行贾，丈夫贱行也。"代表了当时的人们对商人的基本态度和认识。商人地位低下，和中国封建统治阶级历来实行重农抑商、重本抑末政策有很大关系。

（二）职业道德在资本主义社会大发展

随着生产力的发展，到了资本主义社会，社会的分工和生产机构内部的分工越来越细，社会上出现了数以百计甚至上千计的职业行业。人们通过各种职业而产生的交往和联系也日益频繁，因而作为人们职业行为规范的职业道德便有了空前的发展。资本主义社会的职业道德，不仅保留和发展了以往社会的工、农、医、商、军、教等具有悠久历史的职业道德规范，而且出现了许多与新职业相适应的职业道德，如与律师、工程师、科学家、新闻记者、艺术家等新职业相适应的职业道德规范。另外，在同一职业活动过程中的不同人们，如同一企业的管理人员、技术人员和生产人员等，也有各自应该遵守的道德要求。同时，也相应地出现了以职业道德为研究对象的职业伦理学，如律师伦理学、工程师伦理学、科技工作者伦理学、体育工作者伦理学，还有环境（生态）伦理学、宇航伦理学等。资本主义社会职业道德的特点是：

第一，资本主义社会的职业已具备相当规模，大大超越了以往的任何历史时期。一些职业道德规范更加接近或已经完全具有了现代意义上的职业道德的含义。

第二，资本主义社会生活的职业化，使得各个职业集团之间和各职业集团内部的人与人之间的关系越来越具有重大意义。人们相互之间的交往和联系日益频繁，职业道德对人际关系的维系、调节、规范、约束等作用愈加显现。这些也引起了人们对职业道德的重视，于是出现了研究各种职业道德的职业伦理学，职业道德有了较高程度的发展。

第三，由于资本主义仍然是以私有制为基础的社会，各种职业道德要受到利己主义、个人主义道德原则的影响，因而仍带有很大的局限性。资产阶级一切活动的基本点就是最大限度地剥削无产阶级，榨取剩余价值。这种活动反映到意识形态上，就是极端个人主义；在实践中表现为唯利是图、尔虞我诈、损公肥私、损人利己等。

无疑，在资本主义私有制下，各种职业道德不可避免地带有鲜明的阶级特点，受到个人主义、功利主义道德原则的影响，带有很大的局限性。然而，资本主义制度下的职业道德也包含不少合理因素。例如，法律职业道德要求律师忠于法律，不能营私舞弊，不能作假证据等。又如，资本主义商业道德中的"文明经商，注重社会效益"的原则，以及"宾至如归，见客面带三分笑"的服务态度等。所有这些职业道德，尽管在对它们的理解和遵守程度上存在差别，但其作为一种规范必须作具体分析，可以借鉴、吸取其中的合理成分。

第四节　职业道德的作用

道德和法律是社会对人们的行为进行调节控制的两个方面。但是，一般道德规范只能对人们的一般社会行为发生作用，如果没有具体的道德规则，对人的具体职业性行为就会缺乏制约作用。因此，职业道德在职业领域的作用，是一般道德或社会公德、家庭道德等无法替代的。它的社会作用主要表现在以下几个方面。

一、促进人的社会化，使人走向成熟

从自然人到社会人的转化需要一个逐步成长、完善的过程。人对人、对群体和对自身的认识，对社会、生活、劳动的认识，对自己的责任、义务的认识等，都需要一个不断学习、增长和成熟的过程。这些仅仅靠学校学得的知识是不够的，必须进入社会，不断地实践并不断地总结经验。当然，有了一定的文化知识基础，对于进一步实现人的成熟是非常有利的。然而职业活动及职业道德的教育培养过程，是人的社会化的关键。当人步入社会，进入某一行业领域，职业道德教育对人形成正确的职业道德观念和意识，从而认识个人的行为在集体中的作用，养成良好的职业道德习惯具有重要作用。

一般认为，一个职业素质较高的人，其素质应包括文化素质、思想道德素质、业务素质和身心素质四个方面，或者是德与才两个大的方面。职业道德品质对一个从业者的成才具有十分重要的作用。首先，职业道德品质不仅是人才的基本条件，也是人才成长的内在动力，人才本身是德和才的有机统一，良好的职业道德品质也是古今中外对人才的基本要求，大凡事业上有伟大成就的人往往具有高尚的道德品质。诗人但丁说过："道德常常填补智慧的缺陷，而智慧却永远填补不了道德的缺陷。"美德出良才，这是人才成长的一条重要规律，这就明确了德在人才成长中的内在动力和统帅导向作用。其次，职业道德品质不仅是完美人格的构成要素，而且是塑造完美人格的重要条件。完美的人格应该是气质和风度、学识和才华、品质和品格的总和。其中的品质和品格主要是指人的职业道德品质。完美人格的塑造既受社会条件的制约和影响，又靠自己的锻炼和修养，没有在职业活动中的锻炼和修养，人们的气质和风度就会黯然失色，人们的学识和才华就会无用武之地。最后，职业道德品质是一个人在社会主义现代化建设中建功立业的重要保证。要完成伟大的历史使命，每个从业者都必须有强烈的使命感和责任感，培养锻炼优良的职业道德品质。只有这样，才能面对挑战，担负起新世纪的历史重任。所以，良好的职业道德品质是从业者成才和立业不可缺少的保障。

二、有利于培养劳动者的创新精神

职业活动是人们社会生活中最基本、最普遍、最主要的实践形式，是从人的全部才能的自由发展中产生的创造性的生活表现。职业道德是通过人们的职业活动、职业关系、职业态度、职业作风以及它们的社会效果表现出来的。一个人无论从事什么样的职业，只要是为人民为社会作贡献，就会受到人民的尊重和爱戴，而且贡献越大，受到的尊重和爱戴程度就越高。人们在职业活动中经常会遇到许多前人没有遇到过的问题，职业道德的激励职能促使劳动者在职业活动实践中不满足于现状、不满足于按部就班地做好本职工作，而是要以创新精神，充分发挥自己的聪明才智，去发现新事物，探索新规律，创造出一个又一个前所未有的人间奇迹。古今中外的诸多事实说明，任何一项事业都需要通过千百万人的共同创造才能获得成功，离开了千百万人的共同创造，无论多么美妙的理想都不过是雨后彩虹，可望而不可即，现代社会的社会化大生产更加证明了这一点。正是职业道德的调节职能、认识职能、教育职能和沟通职能将人民的创造力融合在一起，形成巨大的民族创造力。当今各国之间的经济竞争、国力竞争深刻表现为一场世界范围内的"创新战"，创新已不只是对科技工作者的要求，而是对全体劳动者的共同要求。职业道德在培养劳动者的创新精神、提高民族创造力方面起着十分重要的作用。

三、有利于提高全民族的思想道德素质

人的一生大约有三分之一的时间是在职业生活中度过的。一个人道德品质的形成和培养，与他在职业活动中的自觉学习和锻炼是分不开的。职业道德使人们在家庭和学校中初步形成的道德观念和道德品质进一步提高，并趋向成熟，逐渐形成个人的道德人格和道德理想。一个人能否成才，常常不在于他是否具有优越的客观条件，而在于他是否具备高尚的职业道德。职业活动中的失职、懒惰、自私、虚伪等，往往使人碌碌无为甚至身败名裂；而职业活动中的尽职尽责、廉洁奉公、诚实公道，则使人在成才和事业的道路上不断前进，成为"一个高尚的人，一个纯粹的人，一个有道德的人，一个脱离了低级趣味的人，一个有益于人民的人"。

马克思在中学毕业时就说过，我们在选择职业时所应遵循的主要方针是人类的幸福和我们自身的完善。"如果我们选择了最能为人类福利而劳动的职业，那么重担就不能把我们压倒，因为这是为大家而献身；那时我们所感

到的就不是可怜的、有限的、自私的乐趣，我们的幸福将属于千百万人，我们的事业将默默地但是永恒发挥作用地存在下去。"一个人如果只是为自己而劳动，谋求个人的私利或成功，他也许会有所成就，但他永远不能成为一个完美的人。我们从事任何职业活动，都是既对社会承担职责和义务，又实现着自我价值和自我完善。正因为职业道德具有认识职能、激励职能和沟通职能，所以它在培养人的道德品质、促进个人修养与完善、推动全民族提高思想道德素质方面，发挥着重要作用。

四、有助于维护和提高本行业的信誉，促进本行业的发展

行业、企业的信誉，就是它们的形象、信用和声誉，具体来说就是企业及其产品与服务在社会公众中的信任程度，提高企业的信誉主要靠产品质量和服务质量，而从业人员职业道德水平的提高是产品质量和服务质量的有效保证。若从业人员职业道德水平不高，就很难生产出优质的产品或提供优质的服务。行业、企业的发展有赖于高的经济效益，而高的经济效益源于高的员工素质。员工素质主要包含知识、能力、责任心三个方面，其中责任心是最重要的。而职业道德水平高的从业人员其责任心是极强的，因此，职业道德能促进本行业的发展。

五、具有协调社会关系的作用

社会关系的协调是通过政府的职能部门来进行的，这是硬件；而职业道德对社会关系的协调是软件。社会关系主要是在一定的生产关系基础上产生的人与人之间的关系。各个职业或部门都是一个独立的整体，它们之间首先发生的人与人的关系是内部关系，包括各部门之间的关系、部门内同事之间的关系、领导者与被领导者之间的关系等。在同一职业中对人与人的关系起支配作用的是利益关系，它通过职业道德将人们统一到为了正

当利益而和谐劳动的同一目标下。发生在行业外部的关系包括行业与服务对象的关系、职工同家属的关系等，处理好这些关系也是十分重要的。提供服务者必须具有高尚的职业道德，在工作中尽职尽责，急群众所急，用优质服务满足社会的需求，满足消费者的需要，与社会成员保持和谐的关系。同样，具有高尚职业道德的人，也会正确处理与家庭成员之间的关系。例如，职业道德高尚的人具有吃苦耐劳、工作勤奋、自我批评精神、宽容忍让、热情待人等良好品质，这些为处理好与家庭成员之间的关系创造了基本条件。

六、有利于促进社会经济的健康发展和社会的全面进步

社会经济的发展需要依靠全体公民的艰苦奋斗，依靠各行各业的协作。怎样才能使每个公民自觉做好本职工作，为社会经济建设出力呢？这固然取决于多种因素，但其中职业道德的激励、沟通、调节作用是必不可少的。职业认识的提高、职业感情的培养、职业意志的锻炼、职业理想的确立以及良好职业习惯的养成，都是人们做好本职工作的前提条件。特别是在经济活动中，经济活动主体的思想觉悟、敬业精神、负责态度等作为职业道德的基本内容，都直接或间接地影响经济决策和经济活动的科学性、合理性，进而影响经济活动的成就与效益。古人云："君子爱财，取之有道。"这个"道"，就包括遵守市场规则和职业道德的准则。如果各行各业的从业者都能够遵守爱岗敬业、忠于职守、诚实守信、办事公道、服务群众、奉献社会的职业道德，提高劳动生产率和服务质量，协调职业集团内外从业人员之间、从业人员与服务对象之间的关系，那么，全社会就会形成团结互助、平等互爱、共同进步的人际关系，这种良好的人际关系有利于调动劳动者的积极性、主动性和创造性，提高劳动生产率，创造丰富的社会物质财富，有利于社会经济的健康发展，为社会全面进步提供强大的精神动力和道义支持。

总之，社会职业道德水平的高低，是衡量社会文明程度的显著标志。加强职业道德教育，对于发挥伦理道德的调节作用，维护正常的职业生活秩序，激发劳动者的积极性和创造性，促进社会生产力和社会经济的健康发展，提高全民族的思想道德素质，都具有非常重要的意义。

第二章 社会主义职业道德

第一节 社会主义职业道德基本范畴

职业道德范畴是职业道德规范体系中的重要组成部分，它既受到职业道德原则和职业道德规范的制约，又是职业道德原则和职业道德规范的必要补充和具体体现。职业道德范畴主要由职业义务、职业良心、职业荣誉、职业纪律、职业理想、职业态度、职业技能和职业作风等八个方面构成。掌握职业道德范畴对于从业者认识职业道德关系，确立职业道德信念，调整职业行为，追求职业理想，具有十分重要的意义。

一、职业道德范畴的含义及地位

（一）职业道德范畴的含义

范畴是指人的思维对客观事物本质的、普遍的属性和关系的最一般、最基本的概括和反映，同时它也反映了人的认识发展阶段，是帮助人们认识和掌握现象之网的"纽结"。每一门科学都有自己的基本范畴，这些范畴从不同侧面、不同角度反映世界的本质，揭示某一特殊领域的客观规律。

"道德范畴"一词，是从哲学范畴中移植过来的，它是反映道德这一特殊现象的最基本的概念，诸如道德原则、道德规范、道德评价、道德教育、道德修养、道德认识、道德信念等基本概念，都可看作道德范畴。从狭义上说，伦理学上的道德范畴是指那些反映个人与社会、他人之间的最本质、最重要、最普遍的道德关系的概念，如善恶、义务、良心、荣誉、幸福、公正等。

职业道德范畴，是道德范畴的组成部分，它体现了社会关系中业已形成的职业道德的普遍要求，是职业道德原则和职业道德规范所包含的全部内容的概括和总结。所谓职业道德范畴，就是反映职业活动中从业者与社会、他人之间最本质、最重要、最普遍的道德关系的基本概念。一般来说，职业道德范畴要同时具备三个主要特性：第一，必须是反映从业者与社会、他人之间最本质、最主要、最普遍的道德关系的基本概念；第二，其规定性必须体现一定社会整体对从业者的职业道德要求，显示从业者认识和掌握职业道德现象的一定阶段；第三，必须作为一种信念存在于从业者内心，并能时时指挥和制约从业者的行为。因此，职业道德范畴就是指那些概括和反映职业道德的主要本质，体现一定社会整体的职业道德要求，必须成为从业者的普遍信念而对他们产生影响的基本概念。

（二）职业道德范畴的地位

在职业道德规范体系中，职业道德范畴的地位是由它与职业道德原则和职业道德规范的关系决定的。

第一，职业道德范畴受职业道德原则和职业道德规范的制约。

职业道德规范体系是职业活动过程中人们行为之间道德关系的概括和反映，它由职业道德原则、职业道德规范和职业道德范畴三个基本要素构成。其中，职业道德原则处于核心地位，职业道德规范是职业道德原则的具体展开和延伸，是职业道德行使其职能的主要力量。职业道德范畴是反映最本质的道德关系的概念，其内容受职业道德原则和职业道德规范的制约，是职业道德原则和职业道德规范在不同层次和不同侧面的补充和丰富。因此，职业道德原则和职业道德规范是职业道德范畴的基础，职业道德原则和职业道德规范制约着职业道德范畴的具体内容。如果我们把整个职业道德关系比作一张社会现象之"网",那么,职业道德原则便是网上的"纲",职业道德规范就是网上的"经纬线",而职业道德范畴则是网上的"纽结"。"纽结"始终要受到"纲"与"经纬线"的制约。

第二,职业道德范畴是职业道德原则和职业道德规范发挥作用的必要条件。

职业道德原则决定了职业道德行为的性质和方向,职业道德规范是具体的职业道德行为的指南,而职业道德范畴则是衡量职业道德行为是非、善恶的价值标准,是人们内在的职业道德意识和职业道德要求的反映。只有当职业道德范畴在人的内心形成了明确的道德意识时,才能使人按照一定的职业道德原则和职业道德规范在社会的职业活动中真正地发挥实际作用。职业活动的实践表明,内在的职业道德范畴会使人们产生强烈的职业道德责任感和自我评价能力,从而能动地约束人们不良的职业行为。所以,职业道德范畴是职业道德原则和职业道德规范发挥作用的必要条件。

第三,职业道德范畴是职业道德关系、职业道德原则和职业道德规范的本质反映,体现了人们认识职业道德的发展阶段。

职业道德范畴是对职业道德原则和职业道德规范所包含的道德要求的某种概括和总结,也是人们认识职业道德关系和掌握职业道德要求的工具。因此,人们对职业道德范畴的理解与掌握程度,反映了人们对职业道德关系和职业道德要求的了解程度。同时,随着社会的发展,职业道德范畴的形式、内容、性质等也将不断地变化、更新和发展,因而人们对职业道德范畴的理解与掌握程度,也反映了人们认识并践行职业道德原则以及职业道德规范要求的具体情况。所以,重视职业道德范畴的地位和作用,对于加强社会主义职业道德建设,推进中国特色社会主义现代化建设具有重要意义。

二、职业义务

(一) 职业义务的含义

一般来说，所谓义务，就是指个人对他人或社会做自己应当做的事情，或者说是个人对他人或社会做与自己的职责、任务、使命相宜的事情。这里所说的"应当""相宜""职责""使命"等，并不是脱离现实社会条件的，而是由现实社会的客观要求所决定的。因此，从伦理学的意义上讲，所谓义务，就是指一定的社会或阶级基于一定社会生活条件，对个人确定的任务、活动方式及其必要性所作的某种有意识的表达。在社会生活中，人们为了生存，必须同他人发生一定的关系，并保持各种各样的联系。在这些联系中，每个人对他人和社会负有一定的义务，这就决定了人们的义务内容是多方面的，如政治义务、法律义务、道德义务等。所谓道德义务，是指人们在现实道德关系中，依据一定的道德原则和规范要求，认识到自己对他人、对社会具有一定的使命、职责或任务，因而采取应有的行为来履行这些使命、职责和任务，简而言之，就是个人对他人、对社会所负的道德责任。

职业义务是社会道德义务的一部分，是社会道德义务在人们职业活动中的具体表现，即从业者在一定的内心信念和道德责任感的驱使下，自觉地履行对社会、对人民的职业责任。职业责任包括职业团体的责任和从业者的责任两个方面。职业团体的责任，即企业或单位对社会、对人民所负的责任。从业者的责任是劳动者个人对社会、对人民所负的责任。任何一个劳动者都在替自己，也在替所在的单位和行业对社会和人民负责任，应该自觉地意识到肩负的职业道德义务，并自觉自愿地去履行。从业者如果不知道自己肩负的职业义务，或不认真地去履行职业义务，玩忽职守，就背离了社会主义职业理想。

（二）职业义务的特点

职业义务同政治义务、法律义务相比，具有以下特点：

第一，职业义务作为职业道德范畴，根源于现实的社会关系，其内容由一定社会或阶级的职业道德原则和职业道德规范决定。

职业义务是伴随着职业分工而产生的。职业分工形成了众多的行业和无数的职业，每一种职业都以自己特有的方式与整个社会发生联系，社会对各行各业提出一定的要求。各行各业通过自己应尽的责任和义务，来实现自己的社会功能，满足社会的需要，并以此协调社会各行各业之间的关系和从业者之间的关系。

各个历史时代的义务，总是同一定社会或阶级的利益和要求相联系的。各个社会和阶级，总是把实践这一社会或阶级的道德原则和规范，确定为当时人们应尽的义务。因此，职业义务所包含的社会内容始终是由一定社会或阶级的职业道德原则和职业道德规范的要求所规定的，具有阶级性。社会主义职业义务，是根据无产阶级的利益和要求提出来的，由社会主义道德的原则和规范所规定，建立在个人利益同社会集体利益一致的基础上，和整个社会的发展要求相一致，它更注重对人民、民族和国家的义务。

第二，职业义务不以获得某种权利为前提，而以或多或少的自我牺牲为条件。

政治、法律中所说的义务，是与权利相联系、相对应的。政治、法律义务包含着可享受的权利，而享受权利又包含着应尽的义务。而职业义务则不同，对于从业者来说，履行职业义务不但不以获得某种个人的权利或报偿为前提，相反还总是要以或多或少的自我牺牲为条件，在极端情况下甚至以牺牲生命作为代价。但从结果上看，人们在履行一定的职业义务之后，可能得到社会舆论的赞扬，甚至可能得到社会给予的权利和他人给予的报偿。但是，作为一个有道德的人来说，绝不是为了追求一定的权利和报偿才去履行职业义务。只有不以获得某种权利为前提，而以或多或少的自我牺牲为条件的职业义务，才能构成职业道德义务。

第三，职业义务带有自觉自愿性。

政治、法律上所提出的义务具有一定的强制性。而职业义务是一种使命、职责和任务，具有不以人的主观意志为转移的客观约束，因而具有"道德命令"的性质。但是，对于履行职业义务的从业者来说，职业义务并不是一种外在的强制，而是在自觉承担自己的职业使命和任务的基础上形成的一种内心信念和道德责任感。因而，人们履行职业义务，是一种感到轻松、愉快、自由的职业行为，具有自觉性和自愿性特征。

第四，职业义务对人的职业活动起着特殊的调节作用。

职业义务作为一种道德责任，可以通过社会舆论使从业者养成履行义务的职业习惯。如果从业者的职业行为符合职业义务要求，就会受到社会舆论的赞赏，反之，就会受到社会舆论的谴责。因而，职业义务对人的职业活动起着特殊的调节作用。当从业者的职业行为选择和职业道德要求产生矛盾时，人们在职业义务观念下进行职业行为选择，就会把为社会、为集体、为他人尽义务视为自己内心的需要，只要是对社会、对集体、对他人有利，就会愉快地去履行自己应尽的义务。以国家、集体、他人利益为重，是履行职业义务的核心，从业者对这一点理解越深刻，其行为就越自觉，越能做出有利于社会的崇高行为。

三、职业良心

职业良心是同职业义务密切联系的重要职业道德范畴。如果说职业义务本身是一种客观的使命、职责和任务，那么职业良心就是一种被人们自觉意识到并隐藏于内心深处的使命、职责和任务，它在人们的职业道德生活中起着重要作用。

（一）职业良心的含义

职业良心是一种社会意识，是主观或观念的东西，是对行为的对与错、该做与不该做的内心评价，也就是人内心世界的职业纪律。

职业良心和职业义务一样，都属于职业道德意识，二者既紧密联系又相互区别。职业义务是对他人、对集体、对社会应尽的责任，职业良心则是把这种责任转化为内心的道德感情和信念，当行为的主体产生了职业义务感后，用这种职业义务感对自己的职业行为进行自我评价，就表现为职业良心。职业良心是履行职业义务的内在要求。职业义务是对他人、对集体、对社会承担的责任，职业良心是一种内在的道德责任的自我意识；职业义务表现为指导、强制人们去选择某种职业行为，职业良心则表现为对自己选择的职业行为进行职业道德评价；职业义务属于职业道德规范的范畴，而职业良心属于职业道德评价的范畴。职业良心把职业义务转化为个人内在的职业道德需要，是自我职业道德评价的内在尺度。

（二）职业良心的作用

职业良心作为职业道德范畴之一，在从业者的职业生活中起着重要的积极作用。

第一，在职业行为发生之前，职业良心对从业者的行为选择起着决策作用。

人们在做出某种职业行为之前，总是要从某种动机出发，对行为进行选择。这时，职业良心依据职业义务提出的道德要求，对职业行为的动机进行检查，对符合职业道德要求的动机予以肯定，对不符合职业道德要求的动机进行抑制或否定，从而作出正确的选择。因此，职业良心对从业者的职业行为选择起着一定的能动作用。

第二，在职业行为进行中，职业良心对从业者的行为起着监督作用。

在职业行为进行过程中，从业者往往依据自己职业责任的自觉意识，在内心深处不断地对职业行为进行监督审视，对符合职业道德要求的情感、意志、信念以及行动方式和手段给予激励和强化，对不符合职业道德要求的情感、欲念或冲动予以纠正和克服。因此，职业良心能使从业者在职业行为进行过程中，自觉地保持正直的人格，不断地提高从业者的职业道德水平和履行职业道德义务的自觉性。

第三，在职业行为发生之后，职业良心对行为的结果起着评价作用。

由于各种复杂的原因，从业者的主观动机和客观效果往往不一致，或者在行为之前考虑不周导致某种始料未及的后果。而职业良心在职业行为发生之后，能够对行为所产生的结果或影响进行自我审视、自我评价，帮助从业者总结经验，吸取教训。对于履行了职业义务并产生了良好结果和影响的行为，职业良心予以肯定和赞扬，从而使从业者感到内心的欣慰和满足；对于没有履行职业义务的行为，或结果和影响不好的行为，职业良心便进行自我谴责，使从业者感到内疚、悔恨和惭愧。这种自我谴责往往能形成一种力量，促使从业者改正自己的行为。因此，职业良心在职业行为全过程结束之后所发挥的作用，比在职业行为发生之前或是进行过程中发挥的作用更为重要。

总之，职业良心在从业人员选择和调整个人职业行为中发挥着重要作用，它贯穿于职业行为的各个发展阶段，左右着从业者职业道德的各方面，成为从业者思想和情操的重要精神支柱。

四、职业荣誉

（一）职业荣誉的含义

职业荣誉是同职业良心、职业义务密切相关的职业道德范畴。所谓职业荣誉，是指从业者在职业活动中履行了职业义务之后，对其职业行为的社会价值所作的肯定评价以及从业者对这种肯定评价的自我意识，它是职业义务和职业良心的价值尺度。

职业荣誉包括两个方面的含义：一方面是对从业者履行职业义务的职业行为的赞扬，如授予"优质服务标兵"等荣誉称号，给予一定的物质奖励；另一方面是指从业者对自己的职业行为所具有的社会价值的自我意识，也就是职业良心中所包含的自爱和自尊。从客观方面来说，职业荣誉是社会对从业者履行职业义务的行为所给予的认同和赞赏性评价，是职业义务的价值体现和价值尺度。职业荣誉的客观评价要求从业者必须掌握现代化的职业技能，严守职业道德纪律，认真履行职业义务。从主观方面看，职业荣誉是职业良心中知耻心、自尊心、自爱心的表现，是职业良心的价值尺度。职业荣誉中的主观评价能使从业者自觉地按照职业道德要求去履行职业义务，宁愿做出自我牺牲，也要保持自己的尊严、信誉和完美人格。这二者是有机统一的，没有社会的认同与赞赏，职业荣誉只是一种个人的虚荣；没有自我的确认和肯定，职业荣誉便失去了载体和对象，不可能发挥其道德调控的功能。

（二）职业荣誉的特点

社会主义职业荣誉是无产阶级特性在职业道德上的表现，它批判地继承了历史上进步荣辱观的合理因素，并赋予其全新的意义。它衡量荣誉的标准，不是特权、门第和个人财富，而是对民族、对人民、对集体事业的无私贡献。因此，只有对社会主义、共产主义事业忠实地履行职业义务，全心全意为人民服务，从而受到人民的赞誉和尊敬，得到自己良心上的满足和欣慰，才是真正的职业荣誉。一般来说，社会主义的职业荣誉有以下三个特点：

第一，职业荣誉的衡量标准不是特权、门第和个人财富，而是对集体、对社会、对人类进步事业所作的实际贡献。

社会主义职业荣誉要在人类进步事业中去争取，其道德意义集中表现为对社会主义事业的忠诚和实际贡献。因此，人们应该把履行义务作为自己的使命，把获得个人荣誉看作对社会贡献的一个标志，把职业荣誉当作自己进一步履行职业义务，进一步奉献社会的动力。只有这样，职业荣誉才是真切的、崇高的。

第二，职业荣誉包含着个人的职业荣誉和全行业的集体荣誉，二者在根本上是一致的。

社会尊重个人的荣誉，但首先强调的是集体荣誉，然后才是个人荣誉。个人荣誉从集体中来，任何个人所获得的荣誉都不仅仅是个人奋斗的结果，是群众和集体力量的结晶，而集体荣誉则是由其中每个人所建立的功绩组成的，甚至是由某些先进分子的个人荣誉所代表的，所以，集体荣誉是个人荣誉的基础和归宿，个人荣誉是集体荣誉的组成因素和体现。正确对待职业荣誉，就要把个人的职业荣誉与全行业的集体荣誉结合起来。从业者应当把自己的荣誉归功于全行业劳动者，把职业荣誉看作社会和集体对自己的鼓励和更高要求。社会和集体应当鼓励个人建立功勋，争取荣誉，应当尊重和保护个人正当的荣誉感和自尊心。

第三，职业荣誉与正直、谦逊紧密相连。

荣誉不同于虚荣，虚荣只是表面上的光彩。有虚荣心的人，往往在荣誉面前必争必抢，从不谦让。虚荣使荣誉失去正直，变成奸诈，这恰恰是耻辱。虚荣心是荣誉向耻辱转化的中介。要树立正确的职业荣誉观，就必须正确区分荣誉感和虚荣心。荣誉从本质上说不是行为的目的，而是德行的一种客观结果。我们应正确地对待职业荣誉和履行职业义务的关系，把履行职业义务当作自己的光荣使命，把职业荣誉仅仅看作对社会贡献的一种标志，在荣誉面前，应先人后己，不骄不躁，谦虚谨慎，继续前进。

（三）职业荣誉的作用

第一，职业荣誉是推动从业者履行职业义务的巨大精神力量。

当从业者有了强烈的职业荣誉感，他就会关心自己行为的结果，自觉地按照社会对本职工作要求的尺度去履行义务，为实现自己的社会价值倾注全力，以取得自己的职业荣誉和尊严。因此，职业荣誉感能够激发从业者奋发进取的精神，成为从业者履行职业义务的巨大动力。

第二，职业荣誉是行业或组织对从业者进行精神管理的重要环节。

职业荣誉能有效地制约从业者的职业行为，这种制约作用是通过社会舆论实现的。行业或组织通过表彰记功、授予某种荣誉称号或取消某种荣誉称号、斥责或批评的方式造成一种精神力量，以鼓励或制约从业者的职业行为。这样，职业荣誉就成了行业或组织对从业者进行精神管理的重要环节。

第三，职业荣誉是从业者道德行为的调节器。

一般来说，人们都希望得到荣誉，这是人的一种特殊的精神需要。从业者有了明确的职业荣誉感，其行为就能趋荣避耻。为了得到社会对自己职业行为的肯定，实现和提高自己的社会价值，从业者必然按照行业的职业道德规范和要求不断地衡量自己的行为，坚持或改变自己的行为方向，力图同社会的价值目标保持一致。

总之，职业荣誉观的建立，不仅表明了从业者已经把职业义务变成了自己的内心信念，而且表明了他将把这种内心信念转化为相应的职业行为，因而是从业者从"应有规范"变为"实有行动"的重要环节，在职业活动中有着重要的作用。

五、职业纪律

（一）职业纪律的含义

职业纪律是从业者在职业活动中必须遵守的行为规则，是调整从业者与他人、与职业组织、与社会，以及职业生活中局部与全局关系的重要方式。职业纪律具有高度的制约性和深刻的道德意义，对维护职业生活的正常秩序和履行职业责任起着重要作用，因而成为职业道德的重要范畴。

（二）职业纪律的特点

第一，职业纪律具有明确的规定性和一定的强制性。

职业纪律通常以守则、合同、行业规定等形式表现出来。它一经形成就有很大的权威性，如果违反纪律就要被处罚。因此，职业纪律具有明确的规定性，而且具有强制作用。

在职业生活中，各行各业不仅对职业纪律有着最基本的共同要求，如遵守组织纪律、劳动纪律、群众纪律等，而且还根据本行业的不同特点，针对各自的职业性质和特色，在职业纪律方面作了特殊规定和要求，如新闻工作者要坚持四项基本原则，传播社会主义精神文明，银行职员要守口如瓶，保守顾客的秘密，等等。各行各业都是社会分工体系中的组成部分，共同承担着整个社会的责任。因此，必须有严格的职业纪律来保证各项具体职责的实现，才能维系社会良性运行。

职业纪律除了通过社会舆论、传统习惯和内心信念对从业者造成压力外，还具有法律强制性。这种强制性主要表现在两个方面：一是要求从业者必须遵守职业纪律，履行职业义务；二是追究从业者不遵守职业纪律所造成的过失和后果。如果因违反职业纪律造成了职业过失，就要追究其责任。职业纪律往往是以强制性手段去禁止、惩处违纪行为，由专门机构来保证职业纪律的执行和检查。所以，从业者在职业活动中务必要把职业纪律牢记在心，并且要在职业活动中不断提高遵守职业纪律的自觉性。

第二，不同阶级的职业纪律有不同的内涵。

在剥削阶级统治的社会中，职业纪律是统治阶级压迫剥削劳动人民的工具，这种职业纪律往往是强制性的。列宁把奴隶制度和封建制度下的纪律叫作"棍棒纪律"，称资本主义制度下的纪律为"饥饿纪律"。在社会主义社会，职业纪律是广大从业者在利益、信念、目标完全一致的基础上形成的自觉性纪律，是社会主义的法规性和道德性的统一。它虽然有强制性的一面，违反职业纪律要受到制裁，但维护社会主义职业纪律主要靠广大从业者对纪律的自觉认识。由于社会主义职业纪律与从业者的根本利益一致，能保障从业者充分地发挥自己的主动性和创造性，所以，遵守职业纪律成为从业者自觉的道德要求。

总之，职业纪律是引导和约束从业者职业活动的一种重要方式。各行各业的从业者都必须在自己的工作岗位上自觉地遵守职业纪律，这是职业义务和职业良心的内在要求，也是各行各业和社会健康发展的基础。

六、职业理想

职业理想，即职业道德在一定的职业和从业者人格上的实现。一方面，职业理想是指一定的职业所追求和向往的完善的职业道德关系以及完美的职业道德风尚；另一方面，职业理想又是指一定的职业所追求和向往的从业者的完美人格。简言之，职业理想是特定职业的职业精神和职业内涵的总体表现。因此，职业理想和理想职业虽有密切联系，但不是同一概念。

七、职业态度

职业态度是指个人对其所从事职业的看法以及在行为举止方面所反映的倾向。一般情况下，职业态度的选择与确立，与个人对职业的价值认识（即职业观）以及情感维系程度有关。职业态度是构成职业行为倾向的稳定的心理因素。肯定的、积极的职业态度，能够促进人们去钻研技术，掌握技能，提高职业活动的忍耐力和工作效率，其形成与发展是从业者对有关职业知识的吸收，对职业需要的满足，对职业实践的体验以及所属群体对从业者的期待等因素综合作用的结果。培养学生正确的、积极的职业态度，是教育的一项重要任务。

良好职业态度要求从业者必须热爱劳动，要有艰苦创业的精神，要有创造性的劳动。社会主义的职业态度还有更高的要求：在工作和劳动中，不斤斤计较，公而忘私，始终把国家和集体的利益放在第一位。

八、职业技能

只有具备高超的职业技能，才能出色地完成工作，更好地为人民服务。从这个意义上讲，职业技能便具有了深刻的道德意义。良好的职业技能是广大从业者对社会应尽的职业道德义务，因此，每个从业者都应该把热爱科学、提高职业技能看作自己义不容辞的职业责任和社会责任。

九、职业作风

职业作风，即从业者在其职业实践和职业生活中的一贯态度。职业作风是敬业精神的外在表现，它支配着从业者的思想和行为。例如，警察的职业特点决定了从业者必须具有雷厉风行、誓死保卫国家和人民生命财产安全的职业作风，消防员必须有"火警就是命令"的职业作风，医生必须有"病人第一"的职业作风，等等。

第二节 社会主义职业道德规范

职业道德规范是根据各个职业的特点、性质、地位和作用，按照自身职业活动的客观要求而制定的，是人们从事职业活动、处理职业关系的行为准则。社会主义职业道德规范，是集体主义原则和为人民服务精神在各行各业中的具体体现。

一、职业道德规范概述

（一）职业道德规范的含义

职业道德规范是社会道德规范的一种，是从业者的职业道德行为和职业道德关系的普遍规律的反映，是一定社会或阶级以及一定职业对从业者的职业道德行为和职业道德关系的基本要求的概括。它是从业人员在职业活动中应该普遍遵循的行为准则或标准。

职业道德规范的含义，具体表现在以下几个方面：

其一，职业道德规范是职业行为的准则或标准，对从业者具有普遍的约束力。

其二，职业道德规范是从业者的职业道德行为和职业道德关系的规律性的反映。这里所说的职业道德行为指的是从业者的普遍道德行为，而职业道德关系指的是职业领域众多社会关系当中那些直接影响到从业者与他人、从业者与社会的利益关系。职业道德规范就是对从业者的普遍道德行为和职业道德关系的本质的、必然的联系的集中概括。

其三，职业道德规范是职业的客观要求和从业者的主观认识的统一。一方面，它是人们在长期职业生活以及相互交往中形成的一种以风俗、习惯、传统等方式固定下来的"应当"与"不应当"，是一定社会物质生活条件和相应的职业关系的客观要求。另一方面，它又是生活于这个社会的人们对这种关系的认识和总结，并通过一定的思维形式和一定的社会途径回到人们的职业生活中，成为调整人们职业关系的行为准则。

（二）职业道德规范的特点

职业道德规范总是服务和贯穿于一定的职业道德原则，但它又具有自己的特点。

第一，阶级性和民族性的统一。在阶级社会中，职业道德的阶级性往往是通过职业道德规范的阶级性表现出来的。各个阶级都是从自己阶级的实践中引申出本阶级的职业道德规范。然而，各个阶级及其代表人物在概括本阶级的职业道德规范时，又不能不考虑到自己赖以生存的民族的特殊历史条件、文化传统、心理素质等，从而赋予本阶级的职业道德规范以特有的民族形式。

第二，现实性与理想性的统一。任何职业道德规范都是对一定现实的职业道德关系的概括总结，只有这样，它们才具有现实的可接受性和可行性。但任何职业道德规范又根据本阶级的长远利益，注入了更高职业道德要求的职业理想，因而又高于现实。

第三，整体性和层次性的统一。在一定的职业道德规范体系中，规范是职业道德原则的具体体现，职业道德规范受到职业道德原则的制约，从而形成一个以职业道德原则为中心的职业道德体系的有机整体。但各种职业道德规范体现职业道德原则的程度有深有浅，这就形成了职业道德规范的层次性。

职业道德规范除以上特点以外，还具有一定的稳定性和保守性。在我们的生活中，一些落后的职业道德规范的残余影响还不同程度地存在，清除这些落后职业道德规范的残余仍是一个长期的任务。

（三）职业道德规范的社会作用

职业道德规范在职业道德建设中起着重要作用，主要表现在以下几个方面：

其一，职业道德规范是职业道德发挥作用的重要环节。职业道德规范是职业道德原则的具体体现和应用，它使职业道德原则具体化，使之转化为具有现实意义的东西，即行为准则，从而指导从业者的职业道德生活和职业道德行为。这正是社会主义职业道德建设的要求。

其二，职业道德规范是职业道德优良品质形成的思想前提。社会主义职业道德建设的根本目的在于使从业者形成良好的职业行为习惯和职业道德品质。而只有通过长期地坚持用职业道德规范要求自己，从对规范的服从变成内心要求，然后上升为一种习惯，才能最终形成较为完善的职业道德品质。因此，职业道德规范的作用就表现在从业者遵守职业道德规范进而形成职业道德品质上。

其三，职业道德规范是职业道德评价的具体标准。职业道德规范是职业道德评价的具体标准，也是职业道德教育的基本内容，因而是社会主义职业道德建设的重要方面。

由于社会主义职业道德建设关系着从业者的素质培养，也关系着社会人际关系和风气的根本转变，是加强社会主义精神文明建设的重要环节，所以充分认识并重视职业道德规范的地位和作用无疑是十分重要的。我们只有不断地宣传和倡导社会主义的、体现集体主义原则的职业道德规范，才能帮助从业者培养高尚的社会主义职业道德规范。

二、社会主义职业道德规范的内容

《新时代公民道德建设实施纲要》中明确指出要推动践行以爱岗敬业、诚实守信、办事公道、热情服务、奉献社会为主要内容的职业道德，鼓励人们在工作中做一个好建设者。由此可见，我国现阶段各行各业普遍适用的一般职业道德规范是爱岗敬业、诚实守信、办事公道、热情服务、奉献社会。

（一）爱岗敬业

爱岗敬业是对从业人员工作态度的一种普遍要求，爱岗敬业是为人民服务和集体主义精神的具体体现，是社会主义职业道德规范的基础。

1.爱岗敬业的含义

爱岗就是热爱自己的工作岗位，热爱本职工作，即从业者以正确的态度对待各种职业，热爱自己所从事的工作，努力培养幸福感、荣誉感。不论你对自己所从事的工作是否感兴趣，你都要从整个社会需要的角度出发，培养兴趣，热爱这一工作，这是基本觉悟的一种表现。

敬业就是用一种严肃的态度对待自己的工作，勤勤恳恳，兢兢业业，忠于职守，尽职尽责。敬业包含两层含义：一是为谋生敬业。许多人是抱着强烈的挣钱养家、发家致富的目的对待职业的。这种敬业道德因素较少，个人利益色彩浓厚。二是为真正认识到自己工作的意义而敬业，这是高一层次的敬业，这种内在的精神才是鼓舞人们勤勤恳恳、认真工作的强大动力。

爱岗和敬业，二者相互联系，相互促进。爱岗是敬业的前提，从业者没有对自己所从事工作的热爱，就不可能自觉做到忠于职守。敬业是爱岗的升华，表现为诚挚、专心的工作态度和一丝不苟、兢兢业业的工作作风。只有热爱本职工作的人才能对自己的职业充满自豪感和荣誉感，才会尽心尽力地去履行自己的岗位职责。

2.爱岗敬业的具体要求

（1）树立正确的职业价值观，做到干一行爱一行。在社会主义市场经济条件下，人们的职业价值观发生了很大变化，呈现出多样化和功利性特点。人们选择职业时倾向于选择收入丰厚和社会地位高的职业，容易忽视职业的社会价值。从业者应该端正职业价值观，既要考虑职业的收入、待遇，还要考虑自身的条件和职业的社会意义，满腔热情地对待自己所从事的职业。另外，现实生活中能够找到理想职业的人必定是少数，对于多数人来说，必须面对现实，去从事社会所需而自己内心不太愿意干的工作。在这种情况下，如果没有"干一行，爱一行"的精神，那么你就很难干好工作，很难做到爱岗敬业。

（2）刻苦钻研业务，掌握先进的知识和技能。只有爱岗敬业的思想和动机是不够的，从业者还必须熟悉业务，掌握技能，这样才能更好地为他人、为企业、为社会服务，才能使爱岗敬业落到实处，否则只是思想上的巨人、行动上的矮子。

（3）勤奋工作，尽职尽责。一个人拥有了知识和技能还只是一种潜在的价值，他必须勤奋工作，为社会和集体创造财富，才能把潜在的价值转化为外在价值，即实现社会价值。这就要求从业者认真负责、兢兢业业、一丝不苟地工作。

（4）自觉遵守职业纪律。职业纪律是一种行为规范。它要求从业者在职业活动中遵守秩序，执行命令，不折不扣地履行自己的职责。广大从业者要在利益、信念、目标完全一致的基础上形成高度自觉的职业纪律。职业纪律能保障从业者积极性、主动性、创造性的充分发挥，还能调整从业者与国家、集体利益之间的关系。因此，每一位从业者必须自觉遵守职业纪律，这是爱岗敬业的保障。

（二）诚实守信

诚实守信就是忠诚老实、信守诺言，是为人处世的一种美德。

所谓诚实，就是忠诚老实，不讲假话。所谓守信，就是信守诺言，说话算数，讲信誉，重信用，履行自己应承担的义务。诚实和守信，二者意思相通，互相联系。诚实是守信的基础，守信是诚实的具体表现；不诚实很难做到守信，不守信也很难说是真正的诚实。诚实是真实不欺，守信也是真实不欺。诚实侧重于对客观事实的反映是真实的，对自己内心的思想、情感的表达是真实的；守信侧重于对自己应承担的责任及履行的义务的忠实，毫无保留地实践自己的诺言。

诚实守信不仅是做人的准则，也是做事的原则。一个人要想在社会上立足，干出一番事业，就必须具有诚实守信的品德。从业者在工作中如果不能诚实守信，他所代表的社会团体或经济实体就不能树立良好的信誉。信誉是由信用和名誉组成的。信用是指在职业活动中诚实可信，名誉是指在职业活动中重视名声和荣誉。职业信誉是职业信用和名誉的有机统一，它体现了社会承认一个行业在其以往职业活动中的价值，从而影响到该行业在未来职业活动中的地位和作用。"诚"和"信"是内心和外部行为合一的道德修养境界，只有不断地进行自我修养，才能达到这一美好境界。

（三）办事公道

各行各业的劳动者在处理各种职业关系，从事各种活动的过程中，都要做到公平、公正、公开，这是职业道德的基本准则。做公正的人，办公道的事，是从业者所追求的重要道德目标。

1.办事公道的含义

办事公道是指从业者在处理职业关系、从事职业活动过程中，要做到廉洁公正，不仅自己清正廉洁、办事公正、不以权谋私，还要秉公执法，做到出于公心，主持公道，不偏不倚，既不唯上、唯权，又不唯情、唯利。

公正是几千年来为人所称道的职业道德。人是有尊严的，人们都希望自己与别人一样受到同等的对待。自古就有"王子犯法与庶民同罪"的说法。因此，人们一直歌颂那些秉公办事、不徇私情的清官明主，如宋朝的包拯，家喻户晓，老少皆知。

古人云："治世之道为在平、畅、正、节。天下为公，众生平等，机会均等，一视同仁；物尽其力，货畅其流，人畅其思，不滞不塞；上有正型，下有正风，是非分明，世有正则；张弛疾徐，轻重宽平，皆有节度。"不平等便不平衡，不平衡则人心不平，人心不平便失去社会安定，不通畅便存在蒙蔽、隔膜、压抑，不公正便失去原则、失去是非、失去信任，没有节度便失去控制，泛滥成灾，从这里可以看到平等原则的重要性。

公平并不是平均。公平是指人们社会地位平等，受教育的权利、劳动的权利平等，多劳多得，少劳少得，不劳不得，每个人都一样，没有特权。另外，今天的公正与旧时的、传统的公正有本质的不同，但是，其出发点都是相同的，都是为了保证每个人在社会上的合法地位和平等权利。我们今天所讲的公正，其含义包括以下几点：按个人的劳动质量和数量公平地分配劳动报酬和社会财富；人们获得权利的机会是平等的，即大家都在同一个起跑线上；人们受教育的权利、文化娱乐的权利应该是平等的；人们在职业岗位、社会生活和家庭生活中有安全保障；人们有言论自由、迁居自由和行政自由；人们有实现个人价值、实现个人理想的权利。

2.办事公道的具体要求

（1）遵纪守法，坚持原则。从业者无一例外都要按照国家法纪法规和职业纪律行使职业权利，履行职业义务。从业者只有在法律和纪律要求的范围内行使职权，履行义务，才能保证社会经济、政治、文化生活秩序的有条不紊，保证国家、集体、个人的利益协调一致，保证物质文明和精神文明建设的顺利进行。否则，各种秩序就要会混乱，国家和人民的利益就要遭受损失。

（2）廉洁奉公，不徇私情。廉洁奉公就是要求从业者在实际工作中，不侵犯公共财物，不损害公共利益，不贪图便宜，不假公济私，要做到公私分明，办事公道；要求从业者说话办事一定要出于公心，不以个人好恶处事论事。古代有祁黄羊"外举不避仇，内举不避亲"的佳话。从业者就应该有祁黄羊这种不计私仇、不为私利的奉公精神，在国家、人民利益面前，为维护正义，敢于牺牲个人，敢于抛开亲属间的私情，大义灭亲。

（3）不计个人得失，不怕各种权势。想要办事公道，就必然会有压力，会碰上各种干扰，特别会碰上那些不讲原则，不奉公守法的有权有势者的干扰。人们遇到压力和干扰时可能有两种态度，一种是为了使自己免受压力，就会向有权有势者屈服；一种是大公无私，不计个人得失，不怕权势，坚持办事公道。很显然，要办事公道就必须坚持后者。

（4）有一定的识别能力。真正做到办事公道，一方面与品德相关，另一方面也与认识能力有关。如果一个人认识能力很差，就会搞不清分辨是非的标准，分不清原则与非原则，就很难做到办事公道。所以，要做到办事公道，还必须加强学习，不断提高认识能力，能明确是非标准，分辨善恶美丑，并有敏锐的洞察力，这样才能公道办事。

（四）热情服务

热情服务是为人民服务的道德要求在职业道德中的具体体现，是从业者必须遵守的职业道德规范。

1.热情服务的含义

热情服务是指从业者在职业活动中要全心全意为人民服务。为人民服务是职业道德的灵魂，在服务过程中要做到热心、耐心、虚心、真心，一切从群众的利益出发，为群众排忧解难，为群众出谋划策，提高服务质量。

热情服务是对所有从业者的要求。在社会主义社会，每个从业者都是群众中的一员，既是为别人服务的主体，又是被别人服务的对象。每个人都有权享受他人的职业服务，同时又承担着为他人做出职业服务的义务。因此，热情服务作为职业道德，不仅仅是对领导及公务员的要求，也是对所有从业者的要求。

2.热情服务的具体要求

（1）树立服务群众的观念。要做到热情服务，首先必须树立服务群众的观念。全国十佳职业道德标兵、上海市第一百货商店营业员马桂宁曾说："我信奉的两句话是：坚定不移地为顾客服务，愿为顾客服务终生。"有人曾问他："你最关心的是什么？"他回答："是让每一位顾客满意。"正是因为他有崇高的理想和坚定的信念，所以能做到全心全意为顾客服务。

（2）做到文明服务。文明服务，要求从业者在履行自己所承担的职业义务时对他人、对社会表现出较高的思想道德和文化素质，坚持正义、从善如流、谈吐文雅、举止大方、主动周到。首先，文明服务要求从业者在履行职责时，时刻不忘以国家、集体、他人的利益为重，注意处理好个人与他人、个人与集体的利益关系，处处体现出"毫不利己、专门利人"的精神。其次，文明服务要求从业者以高尚的情操和良好的作风，直接影响服务对象，使他们在情感上受到激励，在品德上受到熏陶，在心灵上受到启迪，在行为上受到鼓舞。

（3）勇于向人民负责。市场经济的发育和完善，要求人们树立服务群众的责任意识。这种责任意识更多的是对人民群众利益的关注，是对人民应负的责任。由于社会主义市场经济以开发并满足人们需要为着眼点，所以在处理人与人、人与社会的利益关系上，形成了一种"利人者也利己，损人者必自损"的经济理念。市场经济主体的自我利益与社会利益是统一的，对自我负责与对社会负责是一致的。但是，由于人们的认识受到利益相关度的影响和制约，人们对自身利益的责任感往往要强于对社会利益的责任感。在这种情况下，广大从业人员必须正确认识社会利益，勇于向社会负责，向人民负责。

（五）奉献社会

奉献社会是社会主义职业道德的最高要求。它要求各行各业的从业者努力为社会多作贡献，为社会整体长远的利益不惜牺牲个人的利益。因此，它也是一种高尚的社会主义道德规范和要求。

奉献社会是指从业者要把自己的全部智慧和力量投入为社会、为集体、为他人的服务中去。它是集体主义职业道德原则的最高体现，是各行各业都必须遵守的基本职业道德规范。

所谓奉献，就是不期望等价的回报和酬劳，而愿意为他人、为社会或为真理、为正义献出自己的力量，包括宝贵的生命。奉献社会不仅有明确的信念，而且有崇高的行动。奉献社会的精神主要强调的是一种忘我的全身心投入精神。可从以下两个方面来理解奉献社会的精神。

第一，奉献社会就是全心全意为人民服务。奉献社会，实际上就是全心全意为人民服务，为社会服务，为他人服务，一心为社会作贡献，丝毫不考虑个人恩怨与得失。一切从有益于他人、有益于社会公众、有益于民族与国家出发，只要对人民的利益有好处，就是再苦再累也心甘情愿，必要的时候甚至献出宝贵的生命。

第二，奉献社会是职业道德中的最高境界。奉献社会是一种人生境界，与爱岗敬业、诚实守信、办事公道、热情服务这四项规范相比较，奉献社会是职业道德中的最高境界，同时也是做人的最高境界。爱岗敬业、诚实守信是对从业者的职业行为的基本要求，是首先应当做到的。否则，就很难做好工作。办事公道、热情服务比前两项要求高了一些，需要有一定的道德修养作基础。奉献社会，则是这五项要求中最高的境界。一个人只要达到一心为社会作贡献的境界，他的工作就必然能做得很好，这就是全心全意为人民服务了。

第三节　社会主义职业道德的特点

一、社会主义职业道德建立在社会主义经济和政治制度上

在人类历史上，一切道德体系的兴衰，归根到底根源于经济关系状况。当旧的社会经济关系日益腐朽、新的社会主义经济关系日益形成的时候，旧的社会道德关系也随之日益衰败，新的社会道德关系便随之兴起。

社会主义职业道德根植于社会主义的经济关系中，是建立在以公有制为主体、多种所有制经济共同发展基础之上的崭新的社会意识形态。

在社会主义社会，由于生产资料公有制在所有制关系中占主体地位，社会主义职业活动的根本目的是满足人民群众日益增长的物质和文化生活需要，因而国家利益、集体利益和个人利益是一致的。社会各行业之间以及人与人之间的关系是平等竞争关系，也是相互协作、相互服务的关系，这就决定了社会主义职业道德的根木原则是集体主义原则，是全心全意为人民服务的原则。

社会主义职业道德是以马克思主义科学世界观为指导思想的职业道德，因而具有科学性和先进性。特别是以邓小平理论为指导思想的职业道德，继承了人类长期形成的优良职业道德传统，并注入了符合时代精神的思想内涵，使集体主义原则和全心全意为人民服务的职业道德灵魂越来越深入、越来越具体地体现在各种职业道德中。

二、社会主义职业道德是社会主义道德体系的组成部分

社会主义社会的道德要求是一个复杂的、多层次的、交叉的规范结构，它由两级结构、三个层次、两种关系构成。

（一）两级结构

两级结构一是指共产主义道德，二是指社会主义道德。二者既有联系又有区别。

联系：共产主义道德就其阶级实质而言，首先是无产阶级道德，它包括社会主义道德和未来的共产主义道德。社会主义道德从无产阶级道德发展而来，它和未来的共产主义道德都是与公有制适应的社会关系的产物，是在马克思主义科学世界观的指导下形成的崭新的同一道德体系，是在经济发展水平不同阶段上的表现。

区别：共产主义道德现阶段的主要内容是奋力开拓、公而忘私、勇于

献身，必要时不惜牺牲自己的生命。这种道德显然具有先进性。社会主义道德是社会主义初级阶段的道德，社会主义道德建设是从现阶段的经济关系和政治关系实际情况出发的。现阶段的经济关系就是以公有制为主体、多种所有制经济成分并存；政治关系就是在中国共产党领导下的社会主义国家，实行人民民主专政，实现共产党与各民主党派、海内外一切爱国人士的广泛统一战线。因此，社会主义道德必然具有广泛的群众性。

（二）三个层次

三个层次依次是共产主义道德、社会主义道德、人类社会公共生活道德规范。

共产主义道德是共产党员和先进分子的高尚道德规范，是全社会道德发展的方向，是广大人民群众努力争取达到的目标。社会主义道德是广大人民群众现行的道德行为规范，是全民道德。人类社会公共生活道德规范是不分国界、社会制度、阶级、种族的，是人类达成共识并共同遵守的规范，如尊老爱幼、文明礼貌、讲究卫生、谦虚礼让、见义勇为、助人为乐等。

（三）两种关系

社会主义道德的内容由纵横两种关系构成。

从纵向关系方面来看，它是由核心、宗旨、原则、基本要求等构成。为人民服务是社会主义道德的核心，也是其最根本的宗旨和要求；集体主义是贯穿始终的基本原则；"爱祖国、爱人民、爱劳动、爱科学、爱社会主义"这"五爱"是社会主义道德的基本要求。

从横向关系方面来看，人们的社会生活包括三大领域，社会公共生活领域、职业生活领域、家庭生活领域。与三大领域相适应，就有三种不同的道德要求，即社会公德、职业道德与家庭美德。纵向关系方面的为人民服务的宗旨和核心、集体主义原则、"五爱"基本要求，贯穿于社会主义道德的三大领域中，由三大领域的道德规范具体落实和体现，而在职业道德中体现得最突出、最重要和最集中。这是因为，在现代生活里，职业生活对每个人来说意义更为重要，它几乎是每个人必经的生活领域。从业者所产生的职业行为涉及社会政治、经济、文化、教育、卫生等方方面面，与每个人的生活产生广泛而直接的联系。每个人的职业行为是人与社会交往最普遍最基本的形式，所以其职业行为如何，必然比其在公共领域、家庭领域所产生的影响广泛而深刻得多。每一种职业不仅反映了个人的利益，更多的是体现了人民、国家、社会主义事业的利益。因此，个人职业行为如何，往往不单纯是个人的问题。如果各行各业都出现严重的职业道德问题，影响的就是党和国家的形象，损害的就是整个国家的利益。

三、社会主义职业道德是从业者在职业活动中接受教育与自觉修成的

社会主义职业道德的主体内容不像旧的职业道德那样自发形成，而是通过良好的社会熏陶，通过正确的职业道德教育和每个从业者的自觉努力逐步形成的。社会主义职业道德的原则、规范与历史上各种职业道德有着本质的区别，它是完整的科学理论。人们只有通过刻苦学习、理性思考，才能将其变成道德意识，化为道德情感，进而转化为道德意志，上升为道德信念。而要使其最终成为人们的道德行为，还必须将上述过程内化为个人的自觉行为，还需要依靠人们自觉的道德修养。因此，职业道德修养是从业者提高职业道德水平的内在动力。

社会主义职业道德必须通过教育，使每个职工明确本行业对整个社会所承担的责任，明确自己工作与整个社会的关系，从而自觉地履行职业义务，全心全意为人民服务。社会主义职业道德是一种自觉的职业纪律，它不是依靠强制手段来实现的，而是依靠社会舆论和人们的内心信念来维持的，也就是依靠人们的高度觉悟和主人翁精神来实现的。

四、社会主义职业道德具有各行各业相协作的特点

在中国特色社会主义社会，人民的根本利益是一致的，无论哪一种职业，都是在为人民服务。各行各业之间相互服务，相互提供条件，体现了"一人为大家，大家为一人"的精神，体现了社会主义社会人与人之间是平等、协作的关系。

第四节　社会主义职业道德的核心

社会主义职业道德的核心即职业道德建设的灵魂，它规定并体现着社会主义职业道德的根本性质、发展方向及服务对象等问题。因此，从实质上看，社会主义职业道德建设的核心问题也就是"为什么人服务"的问题。

一、为人民服务是"人民群众创造历史"的唯物史观的具体运用

"谁是历史的真正创立者？"唯心史观认为，历史的进程取决于少数帝王将相或"天才人物"的意志，这种英雄史观反映到人生观上必然是忠君主义或自私自利的人生观。唯物史观则认为，人类历史是人民群众创造的，人民群众是社会发展的最终决定力量，是历史的真正主人。正如毛主席所指出的："人民，只有人民才是创造历史的动力。"这种群众史观反映到人生观上必然是全心全意为人民服务的人生哲学。"人民群众创造历史"这一唯物史观，是全心全意为人民服务的人生观的依据，是全体社会主义劳动者确立正确职业道德核心的客观依据。

二、为人民服务是社会主义道德的集中体现

为人民服务体现了社会主义道德的实质。社会主义道德克服了以往社会道德中目的和手段、权利和义务的分离，达到了四者的统一。在私有制下，为少数剥削阶级成员谋利益是目的，而广大被剥削阶级成员为其效命是手段；权利表现为剥削阶级的特权，义务表现为被剥削阶级受奴役。而在社会主义社会，为人民既是目的，又是手段；人民既是权利和义务的主体，也是权利和义务的客体，人民都是服务对象，又都为他人服务。反映到道德上，就是倡导为人民服务，即全社会成员的"自我服务""我为人人，人人为我"，就是一切从人民利益出发，彼此互相关心、互相爱护、互相帮助，并同一切危害人民利益的现象作斗争。

三、为人民服务是社会主义经济基础和社会主义市场经济的客观要求

社会主义社会是以公有制为主体，多种所有制经济共同发展的经济制度，社会主义社会的本质是解放生产力和发展生产力，改善人民群众的生活，消除两极分化，实现全体人民共同富裕。因此，社会主义职业道德建设不能忽视广大人民群众的最大利益，为人民服务应是社会主义职业道德建设的出发点和根本目的。

市场经济是"求利"的经济，同时市场经济作为一种发达的商品经济，又为商品生产本身的规定性所制约。商品生产的目的是用来交换，市场经济主体通过向社会提供一定质量的商品，满足社会的需求来实现自己的利益。由此可见，市场经济的"求利"本身就带有一定的"利他性"，蕴涵着为他人服务的含义。社会主义市场经济具有市场经济的一般特性，又具有其自身的个性特征，即它是同社会主义经济、政治制度和社会主义精神文明结合在一起的。它要求人们在一切经济活动中正确处理竞争与协

作、效率与公平、先富与共富、经济效益与社会效益的关系。这就决定了社会主义商品经济在生产目的、运行机制和分配方式等方面要将其本身所具有的利他的、服务的属性体现出来，将其服务对象面向广大人民群众，并在实现"为人民服务"的过程中，满足商品生产者和经营者所追求的合法利润，从而实现他们自身特殊的利润同国家和人民的共同利润的结合。因此，为人民服务植根于社会主义市场经济的特殊本性中，每个社会主义劳动者只有自觉树立起全心全意为人民服务的职业道德，才能更好地去实现人身价值。

四、为人民服务是履行职业职责的精神动力

人们在完成本职工作的时候会遇到各种困难和曲折，只有在为人民服务的精神鼓舞下才能克服困难，取得最佳成绩。为人民服务就是一切向人民负责、一切从人民利益出发的思想观点和行为准则，它必然成为衡量每个行业制定具体职业道德规范的最高标准。为人民服务的基本内容包括把集体利益放在首位，它是正确处理社会主义社会各种利益关系的依据。

第三章　医学生职业道德教育

第一节　开展职业道德教育的意义

职业道德作为从事一定职业的人们在工作或劳动中应当遵守的行为规范，以"责、权、利"的统一为基础，以协调个人、集体与社会的关系为核心，广泛渗透于职业生活的各个方面，不仅对各行各业的从业者具有约束引导作用，同时也是社会健康有序发展的一个必要条件。人们的职业道德状况如何，直接关系着整个社会风气的好坏，关系着社会的文明和进步。职业道德教育是指一定的社会或组织结合各自行业的特点，把职业道德原则和规范等渗透到工作的各个环节中去，建立具有职业特点的道德规范，培养人们良好的职业道德意识和职业道德行为的活动。

一、职业道德是社会道德体系的重要组成部分

职业道德因其自身的特点，在社会主义道德体系中具有重要的地位。首先，职业道德与人的职业角色和职业行为相联系，主要是针对职业行为制定的道德原则和规范。人类自有社会分工和职业以来，职业道德便通过人们的职业活动、职业态度、职业关系、职业作风以及它们的社会效果表现出来，调整着一定职业活动范围内人们之间的关系，对个体的思想道德进步具有重要作用。同时，职业道德的内容具有社会公共性和示范性。由

于职业活动系统性强，具有公开性，职业道德规范所依据的是国家与社会公认的、共同的道德观念和理想，因而，职业道德对公众的行为有着共同的示范作用和广泛而持久的社会影响力。其次，职业道德是现实社会的主体道德，是一种高度社会化的角色道德。职业群体的社会化程度高于个人、家庭和其他小型群体，职业人员的范围广、层次多，职业群体从各个方面主导着现实社会生活。

从以上两点来看，职业道德实质上是一种层次更高、具有示范性的社会公德，必然在总体上成为全社会的主导道德。如果各行各业从业者的职业道德水平低下，甚至违反职业道德，搞行业不正之风，以致互相效仿，社会风气必然会败落；反之，如果从业者道德水平较高，处处从服务对象和社会利益出发，为他人着想，为社会着想，以社会主义职业道德规范严格要求自己，社会风气必然会大为改观，整个社会的道德水平也会大大提高。可见，开展职业道德教育将会对改进整个社会道德面貌特别是社会公德面貌，起着关键性的带动作用。

二、开展职业道德教育是精神文明建设与经济建设联系最紧密的一个重要环节

社会主义精神文明建设，必须在服务和促进社会主义物质文明的发展中发挥强大的思想保证和支持作用。社会主义职业道德作为社会主义精神文明建设的重要组成部分，也同样要在促进社会主义物质文明的建设中显示其存在的价值。因此，开展职业道德教育，能使道德建设与党的中心工作、与每个人的业务工作紧密地结合起来，促进社会主义精神文明建设与物质文明建设的协调发展。社会主义市场经济从一定意义上讲，是一种道德经济和信誉经济，对职业道德提出了更高的要求。应该看到，市场经济与职业道德"合则齐美，分则两败"。全心全意为人民服务，努力满足人民群众的物质和文化需要的共同理想和奋斗目标，不仅不能改变，而且需要进一步强化。提高从业人员的职业道德水平，以敬业乐业、勤业精业为

基础，以公正、合理、律己、守纪、奉献为基本规范，鼓励个体自主发展、自我完善，激发个体的积极性与创造性，在义利统一、公私兼顾的原则下，逐步培育起职业责任感和道德自觉意识，才能使从业者自觉地把社会效益放在首位，不断提高自身的能力，力争做到低投入、高产出，低消耗、高效益，最大限度地为社会主义市场经济的发展提供良好的道德资源与伦理保障，促进社会主义市场经济健康、规范、有序地发展。而物质文明的大发展，更大限度地满足了人民群众日益增长的物质和文化的需要，又对精神文明建设提供了强有力的物质基础和保障。可见，社会主义职业道德建设是提高社会效益与经济效益的共同呼唤，这是当前最能把社会主义精神文明建设与经济建设紧密联系起来的重要环节。

三、开展职业道德教育是当前道德建设的重要突破口

人们的职业活动，联系着千家万户。职业道德状况的好坏，直接影响着人们对整个社会风气的评价。因此，当前道德建设应把职业道德建设作为首要的重点来抓。同时，各行各业一般都从本职业的具体要求和人们的实际接受能力出发，制定具体的道德准则，如规章制度、工作守则、生活公约等，这些职业道德规范的内容比较稳定，制定和执行的标准具体充分，效果也便于检验，加上职业行为本身的组织化程度很高，容易组织和实施，因而比一般的社会道德具有更明显的适用性和有效性，易于被普遍认同并落到实处，是目前道德建设中最便于组织和实施的、具有很强操作性的现实途径。另外，职业道德建设不仅可以促进行业风气的好转，维护社会的安定团结，而且对个人职业生活质量有着直接的影响。随着社会分工越来越细，人们对生活的追求已不满足于生活水平的提高和物质财富的充裕，而逐步在寻求一种心灵上的满足和精神世界的富足，这就是当前越来越突出的职业生活质量问题。职业生活是人类生活中最重要的社会生活活动，职业生活质量的好坏直接影响着人们对总体生活的评价。因此，通

过对从业者进行职业道德的教育和引导，使他们提高劳动积极性，增强事业心，提高对自身工作的满意度，可以逐步提高和改善人们的职业生活质量，满足人们精神世界的需求。它关系到广大职业者的切身利益，能够引起普遍高度的重视。因此，开展职业道德教育是目前道德建设的一个重要突破口。

第二节　职业道德教育的途径和方法

职业道德教育是职业道德品质养成的重要途径和前提条件。道德教育一直为古往今来关心人类道德进步，关心人格培养、品德培养的有识之士所重视，子曰："道之以政，齐之以刑，民免而无耻；道之以德，齐之以礼，有耻且格。"意思是说只有用道德礼仪去教育约束人们，人们才能有真正的羞耻心，从而不犯错误。古希腊哲学家德谟克利特指出："用鼓励和说服的言语造就一个人的道德，显然是比用法律和约束更能成功。"只有实施了职业道德教育，让从业者掌握了职业道德知识，才能用职业道德调节人们的职业行为，形成良好的职业道德氛围，才能造就人们内在的职业道德品质，培养理想人格。

一、职业道德教育的途径

职业道德教育的根本目的是使各行各业的从业者具有崇高的社会主义道德品质，能自觉地履行应尽的职业义务，树立热爱本职工作，献身本职工作的职业理想。一句话，就是要形成良好的职业道德品质。为完成这一目标，职业道德教育的基本任务包括：①提高职业道德认识。向从业者传授社会主义职业道德知识，让他们学习掌握职业道德的原则、规范、评价标准以及职业道德品质养成的方法等，以提高其职业道德修养的自觉性。②培养职业道德情感。培养从业者健康的职业道德情感，如工作的使命感和责任感、对被服务人员的亲切感、为本单位争光的集体荣誉感等。③树立职业道德信念。即要求从业者为自己所从事的职业和事业奋斗、献身。信念的确立不是一朝一夕的短暂过程，而是长期的艰巨的任务，因此是职业道德教育的重点。④锻炼职业道德意志。教育从业者在各种职业活动中，无论遇到什么样的困难和问题都不要气馁，要用自己的勇气和毅力去战胜它、克服它。⑤养成职业道德习惯。习惯是靠平时一个又一个的行为积累而成的。应教育从业者严格要求自己，按社会主义职业道德规范做好每一项工作，从身边的事做起，从点滴做起，渐渐形成良好的社会主义职业道德品质。

在我国社会主义职业道德教育中，应着重进行以下几个方面的教育：

（一）职业责任心教育

职业道德责任，是指从业者在职业岗位上对社会和集体必须承担的责任和义务。职业道德教育，即古人所说的"敬业"教育，就是要教育从业者对本职业在整个社会体系中的地位和作用有一个正确的认识。职业责任心教育是社会主义职业道德教育的重点之一。具体来说，就是要教育广大从业者树立责任感和自豪感，有高度的主人翁精神，忠于职守，兢兢业业，充分发挥自己的积极性和创造性；要使广大从业者做到干一行、爱一行，越干越好。

（二）职业道德传统教育

由于职业道德是社会的意识形态之一，又是历史的范畴，因此，它具有连续性和继承性。历史上优秀的职业道德传统是我们今天进行职业道德教育的一项重要内容。职业道德的连续性是指某些职业的社会地位、社会职责、服务对象以及它为社会服务的方式和手段在不同历史时期大体相同。职业道德的连续性决定了它的继承性，即任何历史时期的职业道德都吸收了历史上职业道德的营养而使自己完善起来。社会主义职业道德，不仅是社会主义制度的产物和社会主义职业关系的反映，也是历史上优良职业道德的继续。现今我们所提倡的忠于职守、尽职尽责、职业良心、职业荣誉等，都是对传统的优良道德作风的继承和发扬。在我国的历史上曾出现过许许多多的诲人不倦、为人师表的教育家，救死扶伤、待人和蔼的医师，关心民间疾苦的"清官"……尽管他们的思想和言行难以摆脱时代和阶级的烙印，但他们那种高尚的职业道德作风，至今仍是人们学习的榜样。

（三）加强科学技术教育

加强科学技术教育是社会主义职业道德教育的内在要求。要提高各行各业从业者的科技意识和技术水平，提高整个社会的服务质量和工作效率，就必须对从业者进行科学技术教育。职业技能是每个从业者实践经验、技术能力与理论知识的高度统一，它属于人类知识范畴，又总是在职业道德的规范和准则下发挥作用。人们掌握了精湛的职业技能，就可以得心应手地履行自己的职业义务。如果一名科学家没有坚定追求事业的信念和勤奋求知的精神，没有丰富的科学知识和研究技能，就不能在科学的道路上有所作为。如果一名医生没有丰富的医学知识和过硬的医疗技术，面对症状复杂的病人束手无策，服务态度再好也无济于事。

二、职业道德教育的方法

职业道德教育具有一贯性、具体性和针对性的特点。也就是说，这种教育要结合各自职业的具体情况，要考虑职业生活的各个方面，要贯穿于职业活动的全过程。因此，职业道德教育的方法必然是多种多样的，在教育过程中应根据对象的实际特点因材施教，注重实效。

（一）职业道德训练

卢梭在《爱弥尔》中说："我们应该研究的是做人的条件，我认为那些在人生经受过顺境和逆境两种考验的人，才算是受到最好教育的人。因此，真正的教育不是教训别人，而是使人受到训练。"那么什么是职业道德训练呢？

在职业道德教育中，职业道德训练作为教育方法之一，是与理论教学相对应的一种实践性方法。职业道德教学是使学生通过课堂上的讲授，从理论上理解基本的原则、规范、范畴等内容，以实现教育目的的活动。而职业道德训练则是围绕各行业的职业特点、职业道德要求，偏重于通过强制性的职业道德实践来实现教育目的的活动。在职业道德训练中，以职业道德情感、职业道德意志和职业道德习惯的训练尤为重要。

职业道德训练是职业道德养成的重要环节，它的重要性主要表现在两个方面：

其一，职业道德养成的目标和职业道德教育的基本任务，只有在职业道德训练和实践中才能真正地实现。如前所述，职业道德品质由五个因素构成。细究起来，职业道德情感、职业道德意志、职业道德习惯的形成最需要在实践中进行强制性的训练。比如对工作的责任感不是轻而易举就能树立的，也不是通过一两次报告会、业务学习就能养成的，事业心、责任感只能在职业道德认识的指导下，在日积月累的训练实践中产生。

其二，职业道德养成的目标和职业道德教育任务实现的质量和程度，在职业道德训练中才能得到真实的评判。也就是说，职业道德品质是优秀的，还是中等的或低下的，职业道德教育五个方面的基本任务完成得好还是不好，不是凭空说的，而是要在训练中、在实践中才能得到检验。

我们培养出来的人才不仅要具有高超的专业知识和专业技术水平，而且要具有优良的职业道德品质。因此，职业院校的在校生应十分重视职业道德训练，坚持在专业学习中亲自感受和体验本行业、本专业的职业道德内涵，增强职业意识，遵守职业规范，重视技能训练，提高职业素养。

社会实践是培养职业情感的有效途径之一。从业者的职业情感是在专业学习，特别是在职业活动中形成的。大学生的学习主要在课堂和实验室中进行，与社会上的职业接触还不多，了解也甚少，所以要高度重视社会实践活动。通过参加社会实践活动，达到认识专业，走近职业，培养职业情感的目的。任何一种职业的合理存在，都是以其满足他人、社会的正当需要为基础的。只有参加社会实践活动，才能感受到各种职业被社会尊重与重视的程度。有关部门及学校组织的"便民服务""青年志愿者"活动，都属于社会实践的范畴，积极主动地参加这些活动，有助于培养自己对职业的正义感、责任感、义务感、良心感、荣誉感和幸福感等情感。学做结合，知行统一，在社会实践中，要把所学的职业道德知识、职业道德规范以及在职业实践中经过总结经验和教训而获取的正确认识，运用到职业实践活动中去，做到理论联系实际、知行统一。良好的职业道德修养不是凭空得来的，而是与职业实践相联系的自我完善过程。只有在职业实践中，才能深刻认识人们之间的职业关系，真正懂得职业道德的规范和要求，逐步培养起相应的职业道德情感和职业道德信念，形成相应的职业道德行为和职业道德品质。社会实践是培养大学生形成良好职业道德行为的大课堂。离开社会实践，大学生既无法深刻领会职业道德理论，也无法将职业道德品质和专业技能转化成造福人民、贡献社会的实际行动。因此，大学生应该将自己投入火热的社会实践中去，在实践中锻炼，在实践中成长。

（二）先进典型的示范教育

典型示范是通过典型人物或事迹直接有效地教育或感染受教育者，它突出了教育的先进性，是行之有效的职业道德教育方法之一。典型示范教育必须以先进典型为榜样。榜样的力量是无穷的，英雄、模范等先进人物的事迹和行为具有很强的说服力和感染力，广泛地影响着人们的思想品德和社会风尚；这些先进人物在社会上享有威望，是大多数人仰慕和追求的道德理想人格，人们会经常以他们的光辉形象激励自己。职业道德教育应该抓住这一社会心理特征，以典型人物、典型事迹为榜样，启发、诱导和激励人们不断提高职业道德水平。

在典型示范教育中，选好典型至关重要。只有选择好典型，才能形成社会舆论，对人们的道德行为起到示范作用，取得良好的效果。如何才能选择好典型呢？首先，应选择多方面的典型，既有历史上或现实中的革命领袖、政治家、英雄模范人物，又有中外科学、教育、卫生、体育、文学、艺术等领域的典型；既有全国闻名的先进人物，又有生活中的优秀分子。从业人员身边的先进典型，其教育影响更直接，作用往往更大。其次，领导者和教育者的带头作用，在典型示范教育中具有更大的说服力和影响力。要教育领导干部和做教育工作的从业人员以身作则，为人师表。最后，对典型的选择要适宜，既要高大、感人，又要真实、可信。

根据上述要求，我们在选树典型时，要注意典型的真实性、群众性、时代性和层次性。所谓真实性和群众性，就是所选的先进典型确有其人，确有其事，并在群众中有一定影响，众所公认。时代性，就是人物的品格和事迹要符合时代的人生观和价值观，要和当今社会发展的脉搏相一致。层次性，就是选树的典型人物要有代表性，其职业活动和生活同教育对象相同或接近。这样树起的典型才能符合大众心理，才能使抽象的理论说教生动化、具体化，才能使从业人员学起来不感到高不可攀，榜样近在身边，事迹近在眼前，使职业道德教育更形象更有力。因此，对从事不同职业的人，应选择不同的典型人物。

此外，还应注意在宣传典型时，要实事求是，评价和结论恰如其分，要经得起实践和时间的考验，不能过分拔高；对待典型要关心爱护，使他们树立正确的荣誉观，谦虚谨慎，不断进取；要加强对先进典型的表彰宣传，充分发挥各级组织的作用，加强正面教育的影响，使典型示范具有坚实广泛的社会基础，起到引路作用。

（三）生动活泼的形象教育

形象教育是指借助文学艺术、文化娱乐、读书学习、体育、展览等特殊手段，把职业道德教育贯穿于直观的、生动的、具有强烈感染力的文化娱乐活动之中，使受教育者的思想境界得以升华，树立起职业理想和良好的道德风尚。进行形象化教育，一定要有充实的内容，能反映发生在本单位、本部门的先进事迹，不走形式，不落俗套，不搞脱离实际的高谈阔论。进行形象化教育必须坚持为党的基本路线服务的方向，配合党和国家的中心任务，把职业道德教育的内容巧妙地运用文化艺术手段贯穿于人们丰富多彩的文化娱乐活动之中，通过对先进事迹和优秀品质的歌颂，对歪风邪气的讽刺和鞭笞，使大家在文化娱乐的熏陶中和大量活生生的事实面前受到美的陶冶和潜移默化的教育。

（四）情理相融的说理教育

由于职业道德教育的直接目的就是培养从业人员的职业道德品质，也就是要解决人们的思想认识，把教育内容转化为人们的内心意志、良心、信念和责任感以及自觉的职业行为，提高人们的职业道德素质，所以进行职业道德教育时，绝不能采取任何强硬的手段和简单粗暴的方法，只能采取耐心的疏通和引导。要做到这一点，就要求教育者对受教育者有深厚的感情，从关心爱护的角度出发，对受教育者进行耐心的说理教育。教育者要善于做思想政治工作，对受教育者进行说理教育。为此，要及时发现受教育者的思想问题，及时纠正，通过促膝谈心，讲清道理，清除对立情绪，排除思想障碍。说理教育的核心是"理"字，要以理服人，以情感人。要做到这些，就要求教育者应该加强学习，自己首先要懂道理，提高认识，同时还要切实了解受教育者的思想实际问题，有针对性地进行说理教育。在说理教育中，要善于把思想性、知识性、趣味性融于言表，增强说服力和感染力。

说理教育不同于道德的灌输。灌输教育是向受教育者灌注一定的知识，道德灌输教育是向受教育者灌输道德理论、原则和规范等知识。而说理教育则是内心的相融和感情的共鸣。感情是进行说理教育的内心基础，没有感情这个基础，道理再正确，也难以被人接受。只有理中有情，情中蕴理，情理交融，才能使道理被人们心悦诚服地接受。

以上四个方面，是进行职业道德教育的主要方法。而在职业道德教育的实践中，具体的方法是多种多样的，我们在职业道德教育的过程中，应根据具体情况，有针对性地选择适当的方法，并且不断根据新情况、新问题，探索和总结更多的好方法，以期获得更好的效果。

第三节　加强医学生职业道德教育

医务人员被赋予保障人类健康、防治疾病、延长寿命的崇高使命，这就决定了对医务人员品质的特殊要求，要求他们具有优秀的职业道德修养。医务人员的政治素质、道德素质、科学文化素质和身心素质是自我完善的几个重要方面。在为人民服务的过程中，科学文化素质是手段，身心素质是物质基础，政治和道德素质是根本。一个政治素质好的医务人员也必然或应该具有优秀的道德素质，而优秀的道德素质也是培养良好政治素质的条件。此外，良好的科学文化素质、身心素质也往往有良好的道德素质相伴随。因此，一个医务人员或医学生要达到人格的自我完善，使自己成为德才兼备、服务于社会的医学人才，必须不断提高自己的职业道德修养。加强医学生职业道德教育具体方法有以下几种：

一、理论联系实际的方法

理论和实际的统一，是加强医学生职业道德教育的基本方法。医学生要始终坚持理论与实践、知与行的统一。一方面，认真学习和研究职业道德的基本理论。学习医学科学知识，了解医学科学发展状况，这样才具备理论联系实际的前提条件，才能对现实提出的各种医德问题作出科学的说明，从而避免为了临时应急采取只言片语的实用主义和单凭零碎经验来处理问题的倾向。另一方面，要坚持从实际出发。提高医学生职业道德修养不能满足于抽象概念和理论的探讨，而要密切联系我国医疗实际和医疗卫生改革现状，联系先进人物以及本单位、个人的思想实际，注意调查研究医学实践中出现的新的道德问题，并运用科学的医德理论进行阐释，加深认识，逐步改变不合时宜的医德观念，推动医学的发展和医德的进步。用正确的医德理论指导医学实践，身体力行，知行统一，是提高医学生职业道德修养的方法。

二、历史分析的方法

医学道德作为一种意识形态，是一定历史条件的产物，既受一定社会的经济关系所制约，又受一定社会的政治、哲学、法律等思想的影响，也是医学职业生活中的直接产物。因此，学习和研究医学道德，要坚持历史分析的方法，联系当时的社会背景和历史条件，深入研究医德产生和发展的基础，探讨其产生、发展的根源和条件。只有这样，才能科学地揭示医德产生和发展的规律。任何脱离一定经济关系，否认社会占一定统治地位的政治思想的影响和制约，或者脱离一定社会的医学职业生活，否认医学科学的影响和制约的思想，不仅在方法论上是错误的，而且在实践上也是有害的。

三、批判继承的方法

医学道德在内容上具有较强的稳定性和连续性，由于这个特点，许多高尚的医德为古今中外的医家们所保留、继承、发扬光大，给我们留下了极其韦富的精神财富。同时，我国传统的医学道德还有着受封建生产关系和封建道德、宗教迷信影响的消极的一面；国外医学职业道德理论由于社会制度、科学文化、宗教信仰等不同，也有其局限性和消极方面。因此，我们要用马克思主义的科学态度认真对待中外历史上的医德遗产，批判地继承我国医德的丰富遗产和国外医德的有益思想，既反对否定一切的历史虚无主义和盲目排外的错误，也要克服肯定一切的复古主义和全盘西化的倾向，取其精华、剔其糟粕，加强医学生职业道德教育。

四、辩证分析的方法

辩证分析的方法是人们常用的科学方法，包括比较法、归纳法、演绎法、系统法。比较法是探求和论证事物与其他事物异同点的逻辑方法。学习和研究医德通常采用纵比、横比、同比、异比的方法。纵比是从时间上比较古今医德观念的变迁，了解医德观念的渊源。横比是从空间上比较不同地域、不同社会条件和文化背景下的医德观念、习俗的异同，分析其原因，以借鉴他人的有益经验。同比是将同一医德观念、习俗进行比较，发现其相同的程度和性质，并揭示出同中之异。异比是将两类截然不同的医德观念或行为进行比较，显示出它们的差异，并揭示其相异的根源。运用比较法可以使我们明辨医德上的是非、善恶，揭示医德的共性与个性，以便互相吸收和学习。

归纳法是指从个别或特殊的事物中概括出一类事物的共同本质或普遍规律的方法。演绎法是指通过一般认识个别的思维方法。对于大量的医德现象，如果没有必要的归纳，就不可能进行去粗取精、去伪存真的整理；若没有必要的演绎，也不可能对医德现象进行由此及彼、由表及里的分析以及从正确的前提出发而得出正确的结论。因此，学习和研究医学生职业道德教育只有坚持运用归纳和演绎相结合的方法，才能实现科学的分析和综合，找出医德现象的本质和医德关系发展的规律。

系统法就是按照事物本身的系统性把对象放在系统的形式中加以考察的一种方法。运用系统论的原则和方法学习和研究医学生职业道德教育，要做到以下几点：第一，把医德现象作为一个系统来研究。这个系统相对于社会道德来说是一个子系统；相对于内部的各部分而言，是一个母系统（包括医德意识、医德活动、医德规范三个子系统）。系统与外部环境以及母系统与子系统之间彼此进行信息和能量交换，从而促进医德的变化和发展。第二，系统方法要求坚持整体性和关联性原则。不可孤立地去研究医德品质，应把它与医德原则、医德行为、医德理想等联系起来进行研究。第三，系统法要求坚持动态原则。要动态地研究每个历史时期和医学发展不同阶段的医德的变化与发展。第四，系统法要求坚持有序的原则。如研究医德，就要揭示出医德现象、医德境界的层次结构，以利于医德教育和医德修养的递进。

第四章 临床医疗工作的职业道德

第一节 临床诊断中的职业道德

临床诊断是医生通过询问病史、体格检查和各种辅助检查等措施收集病人的资料，然后对资料进行整理和归纳，从而做出对病人所患疾病的概括性判断的过程。一般较简单的疾病医生通过询问病史和体格检查即可确诊，但较为复杂的疾病则需要医生与医技人员的密切协作，进行必要的辅助检查才能确诊。有些疑难疾病往往需要边对症治疗边反复检查和观察，甚至通过试验性治疗和手术探查才能进一步确诊。临床诊断中的职业道德要求，贯穿于询问病史、体格检查和辅助检查的各个环节的始终。

一、询问病史的职业道德要求

询问病史是医务人员通过与病人、家属及有关人员的交谈，了解疾病发生和发展的过程、治疗情况以及病人既往的健康状况等，它是获得病人病情的首要环节，也是疾病诊断的主要依据之一。因此，能否取得真实可靠、准确全面的病史及症状资料，关系到下一步的检查、治疗和护理措施的制定。

在询问病史过程中，医务人员应遵循以下职业道德要求：

（一）举止端庄，态度和蔼

在医疗活动中，患者首先感受到的是医务人员的仪表、举止、态度等外在表现，良好的第一印象是取得患者信任的第一步。因此，医务人员应以整洁的衣着、和蔼的态度、端庄的举止、饱满的情绪出现在患者面前，这样可以使患者产生依赖感和亲切感，使紧张的心理得以缓解，有利于患者倾诉病情和与疾病有关的隐私，从而获得详细、可靠的病史资料。反之，如果接诊医生态度冷漠、举止轻浮、敷衍塞责，就会使患者产生不安全感、不信任感或压抑情绪，增加患者的精神负担，导致患者不愿意畅所欲言，结果形成一种简单、刻板的问答或交流，阻碍医患之间信息的有效传递，致使医务人员难以获得需要的资料，从而影响疾病的诊断，甚至造成漏诊或误诊。

（二）语言得当，通俗易懂

医务人员询问病史时语言要得当、通俗易懂，切忌问诊漫无边际，语言含糊难懂。为了使患者理解医生的观点，获得正确的病史，医务人员应避免使用专业性术语或自己所习惯的方言。医务人员要理解、尊重患者，问诊时避免使用叹息、愧疚、埋怨或指责的语言，以免加重患者的心理负担；避免使用生硬、粗鲁、轻蔑的语言，以免引起患者反感。医务人员询问患者的隐私时用语要恰当，应首先阐明问诊的目的与意义，争取患者的同意后方可进一步问诊。

（三）耐心倾听，正确引导

患者是疾病的亲身体验者，他们的主诉常常能真实地反映疾病演变过程。患者诉说的主观体验，对于早期诊断很有意义。由于患者求医心切，期盼尽早解除病痛，所以在医务人员询问病情时，他们往往生怕遗漏而滔滔不绝。此时，接诊医生不要轻易打断患者的陈述或显得不耐烦，而是要耐心倾听，并随时点头以示领悟。耐心倾听，不仅是获得正确病情资料所必需的，也体现了医生对患者人格的尊重。但是，询问病史的时间有限，有些患者可能离题太远或表达不清自己的病情，这时医务人员应该适时引导患者将话题转到与疾病有关的问题上来，抓住患者所述的关键问题询问清楚，正确地引导。同时，要注意不能有意识地暗示或诱导患者提供自己希望出现的资料，以致病史采集不可靠，给诊断带来困难。

（四）辨别资料，去伪存真

医务人员对询问病史过程中收集的资料，要思考、分析。询问病史的过程实际上是一个去粗取精、去伪存真、由此及彼、由表及里的分析思考过程，医生对所收集到的资料要善于辨别和思考。

二、体格检查的职业道德要求

体格检查是医务人员运用自己的感官（眼、耳、鼻、手）和简便的诊断工具（如体温表、听诊器、血压计、叩诊锤等）对患者的身体状况进行检查的方法。西医的体格检查方法是视诊、触诊、叩诊、听诊、嗅诊，中医的体格检查方法是望诊、闻诊、问诊、切诊。体格检查是一种简单、经济的诊断方法，也是疾病诊断的重要环节。在询问病史的基础上，进行有目的的系统的体检，既可证实病史资料，又可发现尚未表现出来的明显的症状、体征，这对医生作出正确诊断非常重要。医务人员在体格检查中应遵循以下职业道德要求：

（一）全面系统，认真细致

医务人员在进行体格检查时一定要按规定的顺序进行，不要遗漏部位和内容，不放过任何疑点，尤其是重点部位要反复进行检查。对模棱两可的体征，要反复检查或请教上级医师复查。而被检查者如病情加重，不允许做系统检查时，则应根据主诉和临床的主要表现，边抢救边做重点检查；待病情缓解后，再进行系统、全面检查。因为相同的疾病不同的患者有不同的体征，而不同的疾病也可能有相同的体征，所以在体格检查中，要避免主观片面、粗枝大叶、草率行事，否则会造成漏诊或误诊。

（二）关心体贴，动作轻柔

患者因疾病缠身而心烦体虚、痛苦不安甚至焦虑恐惧，医务人员在进行体格检查时应关心体贴患者，动作轻柔，尽量减少患者的不适或疼痛；要根据患者的病情选择合适的体位；在寒冷季节注意给患者保暖；对痛苦不安的患者边检查边安慰，转移患者的注意力；检查动作要敏捷，手法要轻，方法要得当，不能长时间检查一个部位和让患者频繁改变体位，更不能粗暴操作增加患者的痛苦。

（三）尊重患者，公正无私

在进行体格检查时，医务人员应尊重患者的人格，维护患者的自尊。医务人员在检查患者的隐私部位时，要注意给予适当的遮挡；在检查有生理缺陷的患者时，要争取患者配合，决不能强行检查或呵斥患者服从；对异性患者，要尊重社会公认的习俗，不做不当的检查；除特殊情况外，不允许男性医生独自检查女患者，尤其进行内诊检查，必须有第三者如女医生、女护士或家属在场；除妇科医生外，其他各科医生不得进行妇科检查。如果在体格检查过程中，医务人员心不在焉，暴露与检查无关的部位或任意扩大检查部位，检查异性、生理残疾患者时有轻浮歧视等表情或语言，强行检查头脑清醒而不合作的患者等，都是不符合道德要求的，甚至是违法的。

三、辅助检查的职业道德要求

辅助检查是医务人员进行医疗活动、获得有关资料的方法之一，它包括实验室检查和器械检查。辅助检查是借助化学试剂、仪器设备及生物技术等对疾病进行检查和辅助诊断的方法，对疾病的诊断起关键的作用。但是，辅助检查绝不能滥用，更不能夸大其检查结果对临床诊断的决定性意义。疾病是一个连续变化的过程，辅助检查只能反映疾病某一瞬间的状态，不能进行整体观察。因此，在辅助检查过程中一定要考虑它的局限性，应结合患者的病史、症状、体征综合分析才能得出正确的结论。医务人员在辅助检查中应注意遵循以下职业道德要求：

（一）慎重考虑，合理选择

正确合理地选择辅助检查项目是最基本的道德要求。根据问诊、体格检查、慎重的理性思维而产生的推断是正确选择辅助检查项目的主要依据。因辅助检查不同程度地存在对患者造成损伤或增加患者痛苦的弊端，且有些辅助检查项目价格较高，加重了患者的经济负担，所以，辅助检查要根据患者的诊治需要、患者的耐受性等合理选择检查项目。医生不得开展与病史或体征无关的辅助检查，更不能应患者的要求做无关的检查。在确保辅助检查的针对性和有效性的前提下，根据由易到难的原则，尽可能减轻患者痛苦及经济负担。若简单的检查能解决问题，就不应做复杂的检查和有创伤的检查；一两项检查能说明问题的，就不应做更多的检查。

（二）知情同意，尽职尽责

在确定了辅助检查的项目后，医生要向患者及家属讲清楚检查的目的和意义，在其理解并同意后再行检查。特别是对一些比较复杂、危险性较大、费用较高的检查，医生必须得到患者或家属的理解和同意。部分患者对一些有创性检查，如腰穿、骨穿、内窥镜等，因惧怕痛苦会加以拒绝。如果这些检查是必须的，医生应尽职尽责地向患者或家属解释或劝导，以便争取患者的配合，不能听其自然不负责任，但也不能不尊重患者的自主性而强制检查。

（三）综合分析，避免片面性

辅助检查可以使医务人员更深入、更细致、更准确地认识疾病，从而为疾病的诊断提供重要依据，特别是一些疾病早期没有明显症状和体征时，辅助检查可以及早诊断。但是，任何辅助检查都受到种种条件的严格限制，而且结果反映的是局部表现或瞬间状态，难以代表机体全过程的整体变化。因此，为避免辅助检查结果的局限性，必须将辅助检查的结果同问诊、体格检查的资料结合起来综合分析，得出科学的、准确的诊断。如果片面夸大辅助检查在诊断中的作用，就会发生诊断错误，给患者造成不必要的损失。

第二节　临床治疗中的职业道德

在正确的临床诊断的基础上，合理的治疗方案是解除疾病、恢复健康的关键环节。临床上治疗效果如何，一方面依靠医疗技术行为的合理性，另一方面依靠医务人员道德行为的合理性，二者结合才能实现治疗目的，使临床治疗达到最佳效果。因此，医务人员应遵守各种治疗中的医德要求，不断提高医疗技术水平，使各项治疗措施取得最佳效果。

疾病的临床治疗包括药物治疗、手术治疗、心理治疗、康复治疗等方法。

一、药物治疗的职业道德要求

药物治疗是疾病治疗的重要手段，它不仅能控制疾病的发作和发展，而且能调节人体的抗病能力。俗话说："是药三分毒。"即任何药物既有治疗疾病的作用，也有轻重不等的毒副反应，具有双重效应。也就是说，合理地用药可以促进患者的康复，反之，如果过量就会给患者带来很大的伤害。因此，医务人员在使用药物治疗时要发挥药物的有利作用，避免用药不当或错误用药。这就要求医务人员在不断提高自己的医疗技术水平的同时，还要不断提高自己的道德素质。

在药物治疗中，临床医务人员应遵循以下职业道德要求：

（一）钻研药理，谨慎用药

医务人员必须加强药理知识的学习，熟悉各种药物的性能、适应证和不良反应，以便能运用自如。在临床治疗中，医务人员应根据病人的个体差异和疾病的种类、病程的不同，使用不同的药物和剂量，将药物的使用控制在安全有效的范围。对诊断不明的患者切忌滥用药物，以免掩盖症状延误病情。在不得已使用毒性较大的药物时，应严密观察和询问病人的主观感受，并定期检查，一旦发现异常症状，应立即停用该药并采取相应措施。临床用药中，不仅要考虑药物的近期疗效，还需注意观察药物的远期效果。例如长期大剂量使用广谱抗生素、激素等药物，可能使患者得益于一时，但长此以往会造成菌群失调、二重感染，引发糖尿病、高血压、继发感染等，给患者带来新的健康问题。因此，医生在用药时既要考虑患者的暂时利益，挽救他们的生命，恢复他们的健康，又要注意患者的长远利益，以提高他们的健康水平，确保生命质量。

（二）合理配伍，细致观察

合理配伍、联合用药，既可以提高药物的治疗效果，又可以抵抗或是减轻药物的不良反应，从而使药物发挥更大的疗效。鉴于药物的双重性，医务人员在用药时要发挥其有利的治疗作用，尽量减少或避免不良反应，从而使药物发挥更大的疗效。单种药物能治好疾病，就不联合用药；必须联合用药或使用不良反应大的药物，要根据药理性能合理配伍。联合用药时还要注意药物的配伍禁忌，避免"多头堵""大包围"等乱开处方的现象。

在用药过程中，医务人员应细致观察患者的病情，进一步了解药物的疗效、不良反应及长期用药引起的机体反应性变化，并随着病情的变化适时调整药物种类、剂量，以取得较好的治疗效果。避免因医务人员忽视细致观察，不注重药物调整而对患者带来伤害。

（三）秉公处方，节约费用

医生在治疗疾病时应秉公处方，根据病情的需要开药，决不可滥用手中的权力，以药谋私，收受贿赂。医生能否正确行使药物的分配权，是衡量其医德水平的重要标志。医生在开处方时必须从人民群众防病治病的需要出发，坚持不开人情方、大处方。在药物治疗中，用便宜药物治疗达到同样效果的，就不应选用贵重药物，这样可以节约费用，减轻患者、国家的负担。不能单纯为了追求本单位的经济利益而随便开进口药、滋补药以及与治疗无关的药物。对昂贵、紧俏的药品要严格管理，要根据患者疾病轻重缓急的需要，做到公正分配、秉公处理，以保证有限的医药资源发挥更大的治疗作用。

（四）严格查对，杜绝事故

药剂科人员接到医生的处方后，应进行认真审查。如发现处方中有药物不当或有误，应及时与医生联系更改处方。如果处方正确，对配好的药物还要严格查对，确保无误后才能发给病人，并向其说明使用方法。对于住院病人，护士在执行医嘱时，要坚持"三查七对"（三查：备药时与备药后查，发药、注射、处置前查，发药、注射、处置后查；七对：对床号、对姓名、对药名、对剂量、对浓度、对时间、对用法）制度。总之，使用药物治疗必须严格查对、认真细致、小心谨慎，以防用药差错事故的发生。

二、手术治疗的职业道德要求

手术治疗是指运用手术方法的一些诊断和治疗方面的操作过程。手术治疗有以下几个方面的特点：一是不可避免的损伤性。任何手术都会给患者带来损伤，如手术破坏皮肤的完整性，切除了病变的器官使器官部分或全部功能丧失，甚至有时不得不切除部分正常的组织。二是有较大的风险性。由于病情的多变、患者个体的差异以及手术或麻醉的意外等，手术不论大小都存在一定的风险。一旦发生事故或意外，将给患者造成严重的损伤，甚至危及患者的生命。三是较强的技术性。手术操作是一个技术性强、细致、复杂、高度紧张的专业技术操作，其间涉及医生、护士、麻醉师和仪器设备等多重因素。因此，手术成败在一定程度上取决于手术操作者的知识基础、技术水平、应变能力、心理素质等，医务人员不仅要有丰富的人体解剖学、生理学知识和丰富的临床经验，还要有精湛的手术操作技能，才能确保手术取得满意的效果。四是密切的协作性。临床上任何一台手术的成功，都取决于手术前、手术中、手术后处理三个阶段的医务人员之间的密切配合协作。一般的手术需要医生、护士、麻醉师之间的密切协作，而复杂的手术则需要多专业或多科室医务人员的协作。在这一过程中，参与的医务人员必须具有良好的协作精神，互相帮助，才能有效确保患者的生命安全。

在手术治疗中，医务人员要遵循以下职业道德要求：

（一）手术前的职业道德要求

1.严格掌握手术指征

在选择手术治疗时，医务人员必须根据患者病情及严格的手术指征来确定手术。在手术前，医务人员必须确定手术在当时的情况下对患者是最理想的治疗方法。凡有其他治疗方法优于手术治疗、可做可不做的手术或病人病情需要手术但不具备手术条件都不应实施手术治疗。

2.选择最佳手术方案

手术方式的选择（包括麻醉方式的选择）必须安全有效。医务人员应本着对病人高度负责的态度，从病人的利益出发，全面考虑病人的病情、手术的预期疗效和可能产生的远期影响（如手术后并发症），全面分析，反复比较，选择最为安全可靠、对病人损伤最小、让病人痛苦最少又能最大限度实现手术目的的最佳治疗方案。

3.必须做到知情同意

一旦确定给患者做手术，医务人员必须客观地给患者或患者家属介绍手术的必要性、手术方式、手术过程中可能出现的不良情况或是意外、麻醉的方法、术前的注意事项等，解除患者不必要的思想顾虑，并使患者做好充分的思想准备，使患者充分地知情，尊重患者的自主权，使患者及家属自愿地签署手术知情同意书。医务人员不能欺骗或强迫患者接受手术，也不能在患者或家属不知情的情况下擅自给患者做手术。

4.认真做好术前准备

医务人员在术前要帮助患者在心理上和躯体上做好手术准备。医务人员要和患者进行术前谈话，详尽地告诉患者术前注意事项及必要性，做好心理疏导，在必要时辅以镇静催眠药物，使患者以较轻松的心境去面对手术。根据手术要求做好适当的躯体准备，包括手术区域的皮肤准备、肠道准备等。术前还要做好手术中必需物品的准备，做好各项物品的核对和检查工作，确保手术顺利进行。

（二）手术中的职业道德要求

1.关心体贴患者，爱护患者

患者对手术环境很陌生，刚进手术室通常比较紧张和恐惧，医务人员应该关心体贴患者，给予必要的心理安慰。在麻醉或手术消毒时，医务人员不要随意地扩大暴露面，要尊重爱护患者。根据患者的手术选择合适的体位，对于手术中的要素要向患者解释清楚，从而消除患者的疑虑。

2.态度严肃，作风严谨

医务人员要以严肃认真、一丝不苟的态度来进行手术。手术者要沉着果断，不滥施手术，不粗暴操作。在手术中尽量减少对患者的创伤，保护健康组织。不随便更改手术方案，如术中遇到突发情况，确实需要对手术方案做重大的改变，应及时通知患者家属并征得患者家属同意后方可对手术方案进行更改。医务人员术中操作时要严格遵守无菌操作，手术伤口缝合前要认真地清点器械、纱布、棉球等，保证完整无缺。

3.精诚团结，密切协作

任何一台手术的成功都离不开医生、护士、麻醉师的密切协作。因此，参与手术的所有医务人员都应不计较个人的名利和得失，做到一切为患者着想，一切从手术的全局着想，相互之间要精诚团结，密切协作。

（三）手术后的职业道德要求

1.严密观察患者病情

医务人员要注意患者术后的病情观察。当患者意识清醒后，将患者送回病房。医生认真写好医嘱，包括生命体征的测量、伤口有无渗血、各种管道是否通畅、患者术后的用药等治疗措施；护士要做好患者的伤口、引流管、吸氧、皮肤、生活护理等。医务人员密切观察患者病情的变化状况，一旦病情发生变化，可以及时采取相应措施，从而防止各种危重情况出现。

2.减轻患者痛苦，促进康复

术后麻醉药的作用消失，患者会出现疼痛，医务人员要根据患者的个人情况合理使用止痛剂，减轻患者疼痛。医务人员还要正确地指导术后患者的活动，促进其康复。

三、心理治疗的职业道德要求

心理治疗又称精神治疗，是医务人员应用心理学的理论和技术治疗病人情绪障碍与矫正行为的方法。心理治疗不但是心理性疾病的主要疗法，也是对躯体疾病综合治疗的一种辅助疗法。医务人员可通过语言和行动来改善患者的情绪，提高患者对疾病的认知水平，解除其顾虑，增强其战胜疾病的信心，以达到减轻或促进患者康复的目的。良好的医德对患者产生良性的刺激，可以起到治疗的作用；反之，会形成恶性的刺激，成为致病或加重疾病的因素。

在心理治疗中，医务人员要遵循以下职业道德要求：

（一）掌握运用心理治疗的知识和技能

心理治疗有其独特的理论体系和治疗方法。相关医务人员只有掌握了心理治疗的知识，才能了解患者疾病的发生、发展机理，从而对患者是否具有情绪障碍和异常行为作出正确的判断。在此基础上，只有掌握了心理治疗的方法，对患者进行有针对性的治疗，才能取得好的效果。一般的安慰和鼓励，达不到有的放矢的效果，如果发生错误的导向，甚至会加重患者的心理负担。

（二）保持健康稳定的心理状态

在心理治疗中，医务人员认识事物的基本观点及看待问题的态度要健康正常，并且要有稳定的情绪，这样才能治疗和帮助患者。在进行心理治疗时，医务人员应把个人的情感、喜好、利益排除在外，站在客观中立的立场，以冷静、理智、清晰的方法帮助患者更好地发现自己的长处与劣势，帮助患者作出适当的调整与改变，以适应社会生活。将自己的观念和行为准则强加于患者的做法，是违背心理治疗原则的。

（三）尊重患者，治疗态度诚恳

在心理治疗过程中，患者经常暴露内心世界消极的一面。医务人员应该尊重患者，以积极、正面的态度看待和对待被咨询的对象，帮助他们发现自己的优点，并引导他们自觉地发挥长处。实际上，每个人都有独特的能力，都有值得尊重的一面。在心理治疗过程中，医务人员的尊重态度，对患者走出心理阴影有独特的、无法取代的作用。医务人员对患者态度要诚恳，要耐心倾听对方的诉说，理解患者的感受和情感，认真分析并找出其症结所在，通过真诚的交流和鼓励使患者改变原来的态度和想法，逐渐接受现实和摆脱困境，培养新的适应能力，从而达到帮助病人治疗的目的。

（四）坚持保密原则

心理医生能否做到为来访者保守秘密，是心理治疗取得成功的一个至关重要的环节。在进行心理治疗时，来访者所暴露的内心世界是其个人隐私，是其不愿意为人所知的个人秘密，且暴露于他人之后，不仅导致其内心被人窥视的尴尬，还会产生心理上低人一等的感觉。所以从事心理治疗时，心理医生要向来访者保证不会泄露咨询中涉及的内心秘密，要做到严格保守秘密。具体包括：不能将咨询内容作为闲谈的资料；不能将心理病案记录给其他无关人员阅读；有必要举例、讨论或公开时，应屏蔽有可能暴露来访者身份的信息；不经来访者同意不能录音或录像，如经来访者许可录音或录像，资料公开时一定要征得来访者同意。不过，在治疗过程中，如果心理医生发现来访者有自杀或伤害他人的念头，应采取措施进行干预，同时转告家属，防止意外发生，这是符合职业道德的。

四、康复治疗的职业道德要求

康复治疗是指促使损伤、疾病、发育缺陷等致残因素造成的身心功能障碍或残疾恢复正常或接近正常而进行的治疗。它是康复医学的一个重要组成部分，通过物理疗法、言语矫治、心理治疗等功能恢复训练的方法和康复工程等代偿或重建的技术，使患者的身心功能恢复到最大限度，提高其生活质量。

在康复治疗中，医务人员要遵循以下职业道德要求：

（一）理解与尊重

不论是先天或后天疾病等导致的身心功能障碍或功能丧失，都会影响患者的日常生活功能，他们往往会敏感、多疑、自卑、心理脆弱、易受伤害。因此，在康复治疗中，医务人员要学会理解和尊重，以人道主义精神体贴关心患者，做到细心观察、体贴入微，建立起平等和谐的医患关系。

（二）关怀与帮助

患者由于行动不便，有的生活难以自理。因此，在康复治疗中，医务人员要关心和鼓励患者，并给予适时的帮助，增强他们重返社会的信心与毅力，使他们从被动治疗转为主动治疗，以达到康复治疗的目的。

（三）克服困难，持之以恒

康复的过程一般都较长，患者的功能障碍不像急性病恢复快，一般恢复较缓慢。因此，医务人员在康复治疗中必须有耐心、毅力和恒心，同时要增强责任感，在指导患者进行康复训练时，要持之以恒、循序渐进，以免因急功近利或急于求成而发生意外，更不能虎头蛇尾，对患者不负责任。

（四）加强联系，密切协作

使患者身心功能得到康复，需要多学科的知识，也需要医务人员、社会工作者、工程技术人员、特殊教育工作者等相关人员的共同参与和努力。因此，在康复治疗中，医务人员必须扩大自身的知识面，康复医务人员之间要密切配合，互相沟通，加强联系，密切协作，避免发生脱节，共同为患者的康复目标而努力。

第三节　有关专科诊治中的职业道德

一、急诊诊治的职业道德要求

急诊诊治的患者很多是外伤、车祸、灾害、急性疾病等情况，因病情紧急、危险，急需在最短的时间内以最有效的治疗措施缓解痛苦，防止机体遭受更为严重的损害。急诊患者的抢救成功率不仅取决于参加抢救的医务人员的专业水平，而且与抢救人员的职业道德水平有极为密切的关系。

在急诊诊治中，医务人员要遵循以下职业道德要求：

（一）充分的急救准备

急诊的特点就是病情紧急，因此，急诊科的医务人员要做好充分的急救准备工作。抢救所需的各种医疗仪器设备、器械、药品等要配备齐全，由专人负责，不能出现急救时缺少相关物品、仪器无法使用等情况。承担急诊诊治任务的医务人员都需要具有独立判断和解决问题的能力，具有扎实过硬的基本功，对静脉穿刺、气管插管、心内注射、心肺复苏、急症开胸等技术都应熟练掌握。急救医务人员绝不能有丝毫麻痹懈怠的思想，必须坚守岗位，不能擅离职守，做好急救的各种准备工作，养成细致、敏捷、果断的作风，以便应付各种突发情况，保证患者抢救成功。

（二）高度的责任感

急诊诊治的都是急症、重症、险症患者，他们的病情瞬息万变，预后难测，急诊科的医务人员在短时间内必须做出正确的判断，若不迅速抢救，可能会造成严重后遗症甚至危及患者生命。比如颅脑疾病引起脑疝形成、气管异物等急重症患者的抢救，必须争分夺秒、全力以赴。医务人员必须有高度的责任感，沉着冷静，果敢坚定，勇于负责，敢担风险，只要有百分之一的希望，也要做百分之百的努力，力争对患者做到安全、有效、风险最小、损伤最小的结果。参与急诊诊治的医务人员要分秒必争，协同配合，积极挽救患者生命。

（三）严谨的工作作风

参与急诊诊治工作的医务人员要有严肃的科学态度和求实精神，严格遵守抢救的各种规章制度和操作规程。在抢救中急而不慌，忙而不乱，一切诊查和治疗工作都要根据病情需要有条不紊地进行。同时，在抢救中要谨慎小心，切忌疏忽大意，要准确地判断分析患者的病情变化，不放过任何一个可疑症状，发现问题后要及时有效地妥善解决，为抢救患者的生命而竭尽全力。

二、妇产科诊治的职业道德要求

妇产科诊治的患者包括青春期、妊娠期、更年期、老年期各种生理阶段的女性，年龄跨度大，异常情况多而急。妇产科除负责妇科病的治疗任务外，还要负责孕产妇保健、接生、新生儿处理等工作，因此妇产科工作中容易产生道德冲突。妇产科医务人员需要注意其工作对象和性质的特殊性，认真遵守以下职业道德要求：

（一）工作认真，吃苦耐劳

妇产科工作面广，工作量大，应急性强，而且社会责任大，既要保护孕产妇的健康安全，又要保护胎儿、新生儿的正常发育；既要做好妇产科常见疾病的护理，又要做好大量咨询保健工作。特别是产科工作，产妇分娩季节性强，昼夜不平衡，造成医务人员工作上的忙闲不均，但是又不能根据分娩量多少调节人力。产科夜班任务繁重，医务人员经常不能按时就餐和休息。另外，产妇分娩时伴有羊水、出血甚至大小便等，出现新生儿窒息时，医务人员抢救时要采取口对口的人工呼吸，这就要求妇产科医务人员必须有不怕累、不怕脏、不怕苦、不计工时、全心全意为患者奉献的精神。

（二）尊重患者，保护隐私

妇产科患者因发病部位的特殊和受传统观念的影响，常产生一些特殊的心理，如羞怯心理、自卑心理、恐惧心理和抑郁心理等。这些心理状态不但影响了患者的身心健康，也会影响疾病的诊治。因此，医务人员在为患者诊治的过程中，态度要严肃，不可有粗鲁、轻浮和嬉笑等行为；男医生检查患者时要有女医务人员在场；不准在人多或是无遮挡的地方检查；等等。要理解患者，体谅患者，尊重患者的意愿。对由于羞怯心理不愿吐露真情和拒绝检查的患者，要耐心做好解释工作，取得患者的信任与合作，注意保护患者的隐私，对其病情、病史等要注意保密。对有抑郁恐惧心理的患者应予以安慰、开导，使其减轻精神负担。

（三）作风严谨，勇担风险

妇女妊娠以后，全身器官因为负担加重而发生变化。如果孕妇有慢性疾病，在妊娠和分娩过程中，随时可能发生异常或意外，危及孕妇和胎儿的安全，如妊娠高血压综合征、妊娠合并心脏病等。即使正常的孕妇，也可能因妊娠或分娩的变化而发生意外，如羊水栓塞、产后出血等。产科患者变化快、急，不但导致产科急症多，而且使工作容易措手不及。为此，妇产科的医务人员在工作中不可忽视任何细小的症状或体征，应慎重地处理及预防，平时工作中要做好充分的准备，一旦发生紧急情况，要冷静、果断地确定治疗抢救方案，积极敏捷地处理，做到忙而不乱。任何犹豫不决或拖拉的作风，都可能造成严重的后果。

三、儿科诊治的职业道德要求

儿科诊治的对象包括婴儿期至青少年期的患者，他们处于生长发育阶段，新陈代谢快，对营养摄入要求高，病情往往有起病急、来势凶、病情变化快等特点。婴幼儿不会自诉病情，年长儿童虽能自诉，但因为理解能力、表达能力差，往往不能完整准确地诉说自己的病情过程和不适，一般由家长代述，其病史资料的可靠性差。大部分患儿不理解诊疗护理的目的和意义，他们怕疼、怕打针、怕吃药，对于陌生的环境、陌生的医务人员也会产生紧张和恐惧心理，配合性差。因此，在为儿科患者诊治时医务人员要遵循以下职业道德要求：

（一）细致观察，谨慎从事

由于患儿不能表达或不能完全表述病情，加之免疫力低下，往往发病较急，且病情变化快，因此，细致观察病情就显得格外重要。但是检查时患儿因惧怕生人，往往哭闹不易合作，所以要常常反复地查体，才能去伪存真。这就要求医务人员要认真、耐心、细致地观察，包括患儿的精神状态、体温、脉搏、呼吸、血压、肤色、吸吮、大小便及啼哭的声音等。这些项目的异常往往提示病情变化，及时观察和发现这些变化并对观察结果进行分析，就能作出准确判断，继而进行正确的治疗。在对患儿进行管腔器官器械检查、治疗时要谨慎细致，动作准确、轻柔，切不可粗鲁蛮干，以防造成患儿损伤，甚至发生医疗事故，这是儿科医务人员必须具备的道德责任感。

（二）精心诊治，从长计议

儿童特别是婴幼儿的身体处于生长发育阶段，抵抗力很低，极易发生并发症，影响生长发育。因此，任何治疗不仅要考虑近期效果，更要考虑远期效应。儿科医务人员必须反复权衡利弊，精心诊治，并采取有效的预防保护措施，防止并发症和药物的毒副作用，为患儿健康成长着想，为患儿的终生着想，对患儿一生负责，这是儿科医生应有的职业道德素养。为了减少药物的毒副作用及远期不良影响，儿科医务人员给患儿用药时必须谨慎，严格按照患儿体重计算用药剂量，务求准确无误。

（三）耐心亲切，治病育人

儿科患者在面对医院的陌生环境和陌生的医务人员时，有的大哭大闹，有的孤僻、抑郁、不合群，不配合医务人员，有的不吃不喝，拒绝诊治等。这就要求儿科医务人员在收集资料时应更细心、耐心地向家长了解情况；对患儿问诊时，要态度和蔼，耐心亲切，使患儿消除恐惧心理，对表达不清病情的患儿，要从多角度反复询问，以期获得可靠的病史资料。为患儿查体时，有些患儿合作性很差，体征反映的客观准确性亦较差，所以儿科查体必须认真仔细，反复检查，切不可粗枝大叶，贻误诊断和治疗。

另外，儿童正处于生长发育阶段，好奇心、模仿力强，容易接受外界影响，而医务人员的言谈举止都在影响着患儿，特别是在诊治和护理过程中，切忌用哄骗的方法或恐吓的言语。这样可能暂时达到了医务人员的目的，却使患儿对医务人员产生不信任感，精神上也痛苦，不利于患儿以后的治疗。因此，医务人员不仅要重视诊治患儿疾病，还要注意对患儿的影响与教育，指导和帮助患儿身心健康发展，既治病，又育人。

四、口腔科诊治的职业道德要求

临床口腔医学主要包括口腔内科学、口腔矫形学及口腔颌面外科学。口腔科与外科、内科、骨科、儿科等既有很多较为明显的区别，又有紧密的联系。口腔科医务人员不仅要把医学基础理论和本专业知识有机结合，还要不断掌握新的知识。口腔科专业性较强，医务人员在为患者诊治中要遵循以下职业道德要求：

（一）要提高实践操作能力

口腔科工作的特点决定了它对实践的要求更高，医务人员要在长期的临床诊治工作中锻炼和培养专业的技能。在给患者进行手术治疗时，医务人员要严格按照操作规范要求进行，集中精力，专心致志并根据患者的体位而变换自己的姿势。口腔科医务人员要不断实践，提高操作能力。

（二）掌握新理论和新技术

口腔科医务人员必须掌握多学科知识和技术，如药理学、制剂学、材料科学、无机化学、口腔微生物学等，同时要熟练掌握诊治口腔疾病中的每一项特定的技术。口腔科医务人员还要勤奋钻研业务知识，努力掌握新理论和新技术，及时了解国内外口腔医学新的进展，要结合实际引进先进技术并加以创新。口腔科医务人员要不断学习，更好地掌握新知识和新技术，做到知识广博，医术精湛，这也是对口腔科医务人员的职业道德要求。

（三）在安全和美观上下功夫

口腔科患者大多数为龋齿病、牙周病，在治疗中会使用牙钻等器械，这会给患者带来不同程度的疼痛、震动和机械噪声，使患者产生一定的恐惧心理和不安全感。针对这一情况，口腔科医务人员和患者沟通时要态度和蔼，耐心解释以消除患者的紧张情绪和恐惧心理。在治疗中，要严格执行无菌原则和操作规程，避免造成感染和任何医疗差错事故的发生。另外，口腔颌面是人体最明显的部位，人的仪表、风度、举止等，很多与面容有关。因此，口腔科医务人员除了要及时有效解除病痛外，还须考虑患者的美观要求，做到精雕细刻。如在颌面脓肿切开时就应考虑选择能使脓肿消退后颌面部不留明显瘢痕的方案，以免影响患者面容的美观。也就是说，不仅要能解除患者病痛，恢复其正常功能，还要满足患者审美的心理需求，这是口腔科医务人员的道德责任。

第四节　特殊临床诊治中的职业道德

一、传染病诊治的职业道德要求

（一）传染病患者的特点

1.具有传染性

传染病是由于致病性病原体如细菌、病毒、衣原体、立克次体、支原体等通过各种途径引起的传染性疾病。它不仅影响患者的身体健康，还会迅速蔓延，在人群中流行，对人们的生命健康威胁很大。而传染病患者是重要的传染源，因患者体内存在大量的病原体，且患者的某些症状也有利于病原体的排出，其自身的血液、分泌物、排泄物、使用过的物品等都可能携带病毒，人们一旦与之接触，就有染病的危险。

2.心理负担重

传染病患者的心理往往很复杂，压力较大。其一，传染病有传染性，容易遭到社会的排斥和别人的歧视，患者易产生自卑心理，甚至自暴自弃。其二，传染病的侵袭有时会造成婚姻、家庭生活不幸，常使患者陷于不能自拔的悲观绝望中。其三，传染病患者被迫隔离治疗的处境，使他们远离亲人，深感孤单、空虚与无助。

（二）传染病诊治中的职业道德要求

1.热爱本职，忘我奉献

医务人员在给传染病患者进行诊治时被传染的概率会增加，传染科医务人员的工作不仅关系到患者自身的健康，更涉及广大社会人群的健康。在这种特殊的工作环境和严肃的社会责任面前，医务人员必须具有不怕苦、不怕累、不避艰险、热爱本职工作、无私无畏、忘我奉献的精神，以履行自己的神圣职责，达到职业道德的要求。

2.尊重患者的人格和权利

由于传染病患者具有传染性，尤其是性传播疾病患者，不少是因生活行为不当引起的，容易遭到社会的排斥和别人的歧视。因此，传染病患者往往有这样或那样的心理负担或隐私，甚至不敢求医或寻求"游医"诊治，这样既不利于患者早日康复，也不利于社会对传染病的防治。传染科医务人员不能排斥、歧视、指责患者，而应一视同仁地尊重他们的人格。患者有要求保护隐私或秘密的权利，医务人员不能随便张扬患者的隐私或秘密，但是为了防止疾病的蔓延，保护他人的安全，可以在取得患者的理解后在小范围内不保密。

3.严格遵守消毒隔离制度

传染科的工作社会责任大，影响范围广。为了使患者尽快康复，控制传染病的传播，保护易感人群，切断传播途径，医务人员必须强化无菌观念和预防意识，在工作中严格执行消毒隔离制度，正确区分隔离种类，并采取相应隔离措施。对于隔离期间的患者，医务人员要严格执行"不准外出、探亲、串病房"的制度，防止医院内交叉感染以及疾病扩散到社会，保障医务人员的安全和人民群众的健康。消毒隔离是传染病管理与防治工作中最重要的环节，与传染病接触的医务人员，在离开病区时，必须根据有关规定，采取消毒措施，避免将传染源带出病区。

4.坚持预防为主的积极防疫思想

中国传统医学提出的"不治已病治未病"的主动预防观念，至今在防治传染病的过程中仍然具有指导意义。与一般疾病相比，传染病患者的治疗虽然重要，但更重要的是保护易感人群，增强易感人群的抵抗力，控制传染源，避免社会灾难。从实际情况看，积极预防传染病的发生是控制和消灭传染病的最积极、最经济、最有效的办法，传染科医务人员不仅要做好传染病患者的治疗工作，还要自觉地、主动地配合预防保健人员开展健康教育，以提高人民群众预防传染病和卫生保健的意识，并实行计划免疫以提高人民群众的抵抗力。

5.遵守国家法律规定，及时上报疫情

我国已建立了完善的传染病防治体系，医务人员要做到及时发现、及时隔离、及时治疗。按照国家法律规定，医务人员发现传染性疾病时，应及时向有关部门报告疫情，采取防止传染病蔓延的相应措施。迅速、准确、全面地做好疫情报告，既是每个医务人员的法定义务，又是最基本的医学职业道德要求。

二、精神病诊治的职业道德要求

（一）精神病患者的特点

1.意识和行为障碍

精神病患者由于大脑功能紊乱，会出现思维错乱、感觉异常及行为异常，经常做出正常人不敢做或是不能做的事。如有的患者存在自伤、毁物、伤人甚至是殴打医务人员等行为，有的患者生活不能自理，缺乏自我保护能力。

2.自知力缺乏

精神病患者往往缺乏或失去自知力，不像其他科室的患者能直接诉说病史。有的患者不承认自己有病，甚至拒绝治疗，不能主动地配合医生诊治，这样会给诊疗带来一定的困难，也会影响诊断。

（二）精神病诊治中的职业道德要求

1.尊重人格，理解爱护

18世纪，法国医生比奈尔首先倡导以人道主义对待精神病人，他提出，精神病人绝不是罪人，绝不应该惩罚他们，而必须给予他们人道主义待遇。1778年，乔那吉医生曾指出，把精神错乱的人作为一个人来尊重，是医生最高的道德责任和医疗义务。1977年，第六次世界精神病学大会通过了精神病患者伦理原则《夏威夷宣言》。精神病患者因精神上的创伤，失去正常人的理智和思维，使认知、逻辑推理等背离了日常的道德规范，做出了影响家庭生活安宁或社会正常秩序的举动，使亲友疏远、众人厌恶，在社会上受到愚弄或凌辱，甚至被当作"疯子""傻瓜"严加看管，这是非常不幸的。每一个从事精神科工作的医务人员，都要充分尊重病人的人格，保护病人的权利。医务人员不能因为病人言行不正常或伤害周围的人而对病人有歧视、耻笑甚至惩罚的观念和行为，要理解、关心和爱护病人。

2.准确诊断，审慎治疗

由于精神病患者往往否定自己有病，常常不愿配合检查，所以就要求医务人员必须具备高度的责任感和严肃的科学态度，耐心、认真、细致地向患者家属或监护人等了解其病史和病情，在全面检查的基础上，周密分析，准确诊断。对精神病患者的治疗，必须遵循审慎原则，坚持辩证的观点和最优化原则，能施以温和而无副作用的精神治疗、工作治疗、娱乐治疗者，就尽量不用药物治疗；能用药物治疗的，就不用昏迷、电抽搐、外科手术或衰竭治疗。治疗手段的副作用越大，选用时就越要审慎。总之，医务人员在治疗过程中，要本着对精神病患者高度负责的精神，恪守原则，酌情选择合适的治疗手段。

3.自尊自爱，冷静处事

精神患者因思维、情感紊乱，不能对自己的行为负责，所以医务人员必须自尊自爱，冷静处事，禁绝一切不良企图。在诊治异性患者时，医务人员态度要自然、稳重、端庄，还要特别注意言谈话语，既要真挚和蔼，又要掌握分寸，避免患者产生幻觉或误解。男医务人员检查女患者时，不能单独与女患者相处，要对女患者做体格检查时，必须请女护士协助。对于价值观念紊乱的患者，不可以向其索取钱财等。总之，在工作中，医务人员要自尊自爱，冷静处理任何事件，抵挡住一切诱惑。

4.坚持保密原则，保守患者秘密

保密包括为患者保守秘密和对医务人员的有关情况注意保密。医务人员对于精神病患者的病史、病情、家庭史、个人生活经历和隐私等都有保密的责任，不能对外人谈论或随意提供资料，更不能主动向社会散播。这既是对患者的尊重，又可避免社会偏见对患者及其家庭生活带来不良影响，并可防止作为诱因诱发患者再次发病。但医务人员出于明确诊断及治疗病人的目的，互相提供和讨论患者病情是完全必要的，不属于保密范围。在涉及法律和国家安全的情况下，应该按法律程序和组织程序提供有关资料。另外，在精神病患者面前，对医务人员的有关情况注意保密也很重要。在精神病患者前，绝不可透露任何医务人员的家庭住址，也不可透露医务人员的特殊情况，否则不但影响患者对医务人员的信任，妨碍治疗效果，而且有时可能会带来意想不到的严重后果。

5.积极开展和参与精神卫生服务，履行社会道德责任

精神病的预防是临床精神病学范畴的延伸及其重要组成部分，因此，精神科医务人员还应积极开展和参与精神卫生服务，履行相应的社会道德责任。其一，参与精神健康的保健工作，加强精神卫生知识的普及和宣教，及时提供正确的心理咨询服务，提高人们对精神健康的自我保健。其二，对一些易患精神障碍的"高危人群"，包括特殊心理素质者和从事高

心理压力职业者，应采取特殊的心理干预措施，提供心理宣泄的途径，预防和减少精神障碍的出现。其三，定期进行精神障碍的流行病学调查，研究精神障碍在人群中的发生率、发生规律、影响因素和分布情况，结合地区人口构成的变化，为相关部门制定规划、进行决策提供建议，从宏观上为预防精神障碍的发生提供依据。其四，对确诊或可疑的精神障碍者，指导患者及家属及时就诊。在综合医院内设立精神科和心理咨询科，做好联络、会诊、咨询及培训工作，帮助非精神科医生及早发现、及早治疗精神障碍患者。

第五节 农村医疗工作中的职业道德

农村医疗工作是我国卫生医疗事业的重要组成部分，是卫生改革和发展的重要方面。为了实现人人享有卫生保健的战略目标，必须加强农村医疗卫生建设，其中农村医疗卫生队伍的建设是首位。农村医疗卫生队伍建设，除了要提高农村医务人员的业务能力外，还应加强培养农村医务人员的职业道德素养，以提高农村医疗卫生工作者的医德水平，促进农村医疗卫生事业的发展。农村医疗卫生工作中的职业道德要求主要有以下几点：

一、具有献身农村医疗卫生事业的精神

由于农村医疗资源的有限性和农村医疗工作的艰巨性，农村医疗卫生工作者不仅工作辛苦，而且物质生活艰苦、精神生活贫乏，因此，农村医疗卫生工作者要有长期为农村服务的思想，具有"苦我一个人，幸福千万家"的奉献精神，成为农村"看得见、养得起、信得过、用得上"的好医生。模范乡村医生刘贵芳、娄建民等扎根农村、献身农村医疗卫生事业的事迹，就体现了他们热爱农村医疗卫生事业和献身农村医疗卫生事业的精神，这是高尚的医德。

二、不畏艰难，认真为村民服务

农村的特殊环境要求农村医疗卫生工作者不论白天黑夜、严寒酷暑、山高路陡、农忙农闲时，都要不畏艰难、不辞劳苦地送医送药，竭尽全力为患者服务。对待患病的村民，要像对待自己的亲人一样，态度要和蔼，语言要亲切，要有同情心，服务要周到。同时，对待工作要认真严肃，一丝不苟，准确无误。只有这样，才是村民心中的好医生。农村医疗卫生工作者对待村民必须一视同仁，廉洁无私；要充分发扬救死扶伤的人道主义精神，不能光顾自己的利益，不顾病人死活。那种巧设名目、乱收费用、挪用公款、制作不合格的中草药制剂、售卖伪劣药品等行为，都是不道德的、违法的行为。

三、坚持预防为主、防治结合的原则

作为农村医疗卫生工作者，一定要坚持预防为主、防治结合的原则，必须善于对农村的常见病、多发病、地方病进行诊治，做到"小病不出村，大病及时送"，同时还应重视疾病的预防工作，做到防治结合、预防为主。农村医疗卫生工作者还应定期下乡串村宣传普及医药卫生知识和相关政策，宣传饮食卫生、劳动卫生常识，减少疾病的发生。

四、坚持学习，提高业务能力

作为农村医疗卫生工作者，要坚持学习，不断更新知识，学习新的技术。农村医疗卫生工作者可以通过参加各种培训班、函授班、学术讲座等途径，不断更新和充实医学知识，提高自己的业务能力，只有坚持学习，博采众长，才能不断提高防病治病的技能，为村民诊治更多疾病，同时也可为我国医学事业的发展作出贡献。

第五章 临床护理工作的职业道德

第一节 护理道德概述

一、护理道德的含义及其作用

（一）护理道德的含义

护理道德是一种职业道德，指规范护理人员和护理行为的伦理准则。它包含两方面的含义：一是护理人员在履行职责过程中应具备的职业道德素质，二是护理人员在护理实践过程中处理各种人际关系的职业道德要求。

随着社会经济、文化、医疗卫生事业的发展，尤其是医学模式的转变，护理已经发展成为一门独立学科，护理工作范围由单纯的对疾患防治的护理扩大到包括卫生预防、医疗保健、临终关怀、心理护理等在内的系统护理，护理工作对象也由医院里的患者逐步扩大到社会人群。与此相适应，护理道德的内涵和外延也正向着更深入、更广泛的范畴发展，其研究内容已从处理护理人员个体的人际关系，扩展到处理护理事业与全社会的关系。

（二）护理道德的作用

护理道德是社会意识形态之一，来源于人们的社会生活和护理实践，随着社会经济、医学科学、道德意识的发展而发展的同时，又反过来影响人们的社会生活和护理实践，推动整个社会道德的进步和发展。

1.有利于医疗卫生机构及社会的精神文明建设

医疗卫生机构特别是医院是社会精神文明的一个窗口，护理道德是整个社会道德的重要组成部分，广大护理人员在日常工作中所表现出来的道德水平直接反映出社会的道德风尚，对社会的道德风尚有着重要影响。每个人都会生老病死，都会需要医院的帮助，护理工作与人民群众的身心健康息息相关。护理道德不仅有益于患者康复，而且患者及其家属还可以从中受到感染和启迪，然后将其传递到家庭、单位和社会。所以，护理道德水平如何，将对社会的各个阶层产生重要影响。因此，提高护理道德水平对促进社会精神文明建设，提高全社会的道德水平具有重要作用。

2.有利于改善护理人员的服务态度，提高护理工作质量

护理是一门艺术，而不是单纯的技术。护理工作内容杂、任务多、责任重，护理技术水平如何固然重要，但如何充分运用技术并尽职尽责地为患者服务，则取决于护理人员的道德水平。在临床护理实践中，护理人员在许多情况下都是单独进行护理操作，有些工作难以规定确切的量作为检查衡量的可测指标，这就需要护理人员具有崇高的道德责任感。道德责任感不是外力分派或强加的，它是以护理人员的内心信念为驱动力，并贯穿于一切护理活动的始终，是对患者自觉地负责任。有了这种道德责任感，可以修正护理工作的观念，避免发生玩忽职守的现象；有了这种道德责任感，护理人员将会认真钻研和提高技术，严格执行规章制度，竭尽所能地治病救人，科学地实施护理，力争取得最佳效果；有了这种道德责任感，护理人员将会忠于职守，服务周到，不仅可以促使患者保持良好的心理状态和积极乐观的情绪，而且能提高疗效促使病情尽快好转。因此，护理道德是促使护理人员完成护理工作、提高护理质量的重要保证。

3.有利于培养更多的德才兼备的护理人才

护理道德要求护理人员学习护理传统美德，学习近现代中外护理界先驱的品德，树立起奉献护理事业的义务观和责任观，树立起刻苦钻研、奋发进取的事业观和理想观，从而使自己成为德才兼备的护理人才，全心全意为国家医疗卫生事业服务，为提高人民的生命质量和身心健康服务。

4.有利于推进护理科学的发展

随着生物医学的进步，现代护理技术迅速发展，过去未曾应用的新理论、新技术、新设备逐步应用于护理过程中。这在给患者带来福音的同时，也出现了护理人员道德选择上的困难。如器官移植患者的护理、危重患者的护理、责任制护理、自我护理等，尤其是过去以疾病为中心的功能制护理向现代以病人为中心的责任制护理的转变，都是以强调人的整体性、系统性，尊重人的生命和权利为基本条件来实现的。只有具备了崇高护理道德的护理人员才能真正圆满地完成系统化护理，实现护理科学向新阶段、新层次的发展；只有对人的生命健康、生命质量抱有强烈的道德责任感，才会投入研究护理科学发展过程中的各种新问题，进而推动护理科学的不断前进。

（三）护理道德的实质

国际护理学会1973年修订的《国际护理学会护士守则》中规定，护理人员的职责为"增进健康、预防疾病、恢复健康、减轻痛苦"。从具体任务来看，这四个方面的内容归结为一点，就是维护患者的尊严和保持人的完整性。护理工作面对社会的人，不论其肤色深浅、年龄大小、职位高低等，尊重人是首位。护理人员提供的是健康服务，体现的是人道主义精神，其职业道德的实质就是"尊重患者的生命，尊重患者的尊严，尊重患者的权利"。

二、护理工作者的职业形象和职业素质

护理人员（即护士）的职业形象、职业素质及其道德素质是在长期的护理工作中塑造出来的。

（一）护理人员的职业形象

人们常把护士称作"白衣天使"，因为天使是生命和爱的象征，护士所从事的是最高尚的职业，呵护健康、挽救生命，不论地位高低、职业贵贱，对待所有的病人都一视同仁，给予其无微不至的关心和照顾。人们说护士是天使，还因为护士从事着最平凡琐碎而繁忙的工作，不怕脏、不怕苦、不怕累、不惧感染的风险，时刻以救死扶伤、全心全意为人民服务为天职，不负国家和人民的期望。

护士的职业形象是"心灵美"和"仪表美"的统一体，是生命的守护神。护士的职业形象和品格应当是仪态高雅大方、衣着整齐美观、待人和蔼可亲、举止端庄稳重、技术精益求精、遇事果断镇定、反应迅速机敏、精力充沛饱满、做事善始善终、意志坚韧不拔，使人一见就会产生亲切、信赖之心。

（二）护理人员的职业素质

护理工作的神圣性和特殊性决定了对护士的职业素质必须有较高要求，具体来说包括以下几点：

1.思想道德素质

热爱祖国和人民，热爱护理事业，具有为人类健康服务的奉献精神；具有高度的责任心、同情心和爱心，有坚持救死扶伤、预防疾病、实行社会主义的医学人道主义、全心全意为人民服务的崇高护理道德品德；具有诚信的品格和较高的慎独修养，慎言守密；能够发展良好的人际关系，与同事团结友爱、合作共事。

2.科学文化素质

为适应社会和护理学科发展的需要，护士必须掌握护理学科的基础知识与基本技能；具有一定的文化修养和自然科学、社会科学、人文科学等多学科知识，包括生物医学知识和人文科学知识；养成正确的审美意识，培养一定的认识美、欣赏美和创造美的能力；具有扎实丰富的护理学专业知识和能力。

3.专业技能素质

护士应具有敏锐的观察能力和分析判断能力，能用护理程序的工作方法解决病人现存的或潜在的健康问题；具有娴熟的护理操作技能，除了常见的医疗护理技术外，对现岗位的专科护理技术应精通，能稳、快、准、好地完成各项护理工作；掌握急救技术和设备的使用，熟悉急救药品的应用；能熟练地配合医生完成对急症或危重患者的抢救；能主持或参与医护科研工作，不断创新。

4.身心素质

护士是临床护理工作的主体，要提供最佳的护理服务，就必须加强自身修养，拥有良好的精神面貌和健康的身心素质。护士要有健康的身体、充沛的精力、积极向上的生活态度、稳定的情绪，遇到挫折不灰心，有成绩不骄傲；能临危不惧，在困难和复杂的环境中能沉着应对；有宽阔的胸怀，在工作中能虚心学习同事的新方法和新技术，能听取不同意见，取众之长，补己之短，工作中能互相交流经验。

（三）提高护理人员的素质是现代护理的迫切需要

随着社会和经济的发展、人民生活水平的不断提高，人民群众对医疗卫生保健的需求日益增高，这对广大护理人员的综合素质提出了更高的要求。随着医学模式的转变，护理工作模式也在由功能制护理、责任制护理向整体护理转变。护理的范围和对象不断扩大，由医院扩大到社区，由以疾病为中心的护理转向以人的健康为中心的整体护理。现代医护科技也呈快速发展之势，新的医疗、监护技术和设备不断涌现。因此，如何提高护理工作者的综合素质已成为亟待解决的问题，我们要认真学习国外先进的护理经验和技术，不断创造条件，争取尽快与国际先进的护理教育和临床实践接轨。

三、护理道德品质

道德品质是指一定社会和一定领域的道德原则和规范在个人思想和行为中的体现，也是一个人在一系列道德行为中表现出来的比较稳定的特征和倾向。所谓护理道德品质，是指在护理活动中所产生的护理道德意识现象和在护理实践中用以处理护理人际关系的行为规范的总称，即主观上的护理道德认识与客观上的护理道德行为的统一。

护理道德品质是在一定的社会环境和工作环境下，通过系统的护理职业道德教育和实践的陶冶以及个人自觉的锻炼等逐步培养和形成的，是由护理道德认识、护理道德情感、护理道德意志、护理道德信念和护理道德行为诸要素构成的综合体。护理道德品质的形成是从护理道德认识开始，经过护理道德情感、护理道德意志和护理道德信念的中间介体，最后转化为护理道德行为，这是一个开放的、循环往复的思想理论与行为实践的过程，也是一名护士在护理道德实践中从他律走向自律的过程。

护理道德品质的内容主要包括仁爱、诚信、奉献、勤劳、宽容、节俭、审慎、公正等。但严格来说，品质本身不包括行为，而是行为的原因。品质和行为相当于手心和手背的关系，即有什么样的品质就有什么样的行为，或从一个人的行为可以反过来推出他的品质。品质中的道德认识、情感主要靠道德教育来完成，而品质中的意志、信念等主要靠自身修养来巩固。

第二节　护理中的道德修养

护理道德修养是指护士从事护理专业活动所必须具有的比较稳定的道德倾向、个体特征和能力的综合，同时也是护士对护理职业了解与适应能力的一种综合体现。加强护理道德修养对提高护士自身道德素养，提高护理服务质量，促进医院精神文明建设具有重要的意义。

一、护理道德修养的含义

护理道德修养有两个含义，一是修养的行为，二是行为达到的境界，是指护士自觉遵守护理道德规范，并将护理道德规范要求转化为自己内在的护理道德品质的活动。

关于人之初，到底是性本善还是性本恶，自古以来就有不同的观点，但无论哪个观点都强调修养的重要性，可见古往今来学者对修养的重视。如孟子提出"人之初，性本善，性相近，习相远"，意思是说人生下来的时候都是善良的，只是由于成长过程中后天学习环境不一样，性情也就有了好与坏的差别。他认为人们经过学习磨炼，能培育一种基于高尚理想和志向的精神。荀子提出"人之性恶，其善者伪也"，意思是说人的本性是恶的，那些善良的行为是人为的。他认为一定要有师长和法制的教化、礼仪的引导，然后才能确立合乎等级制度的正常秩序，实现社会的稳定。

二、护理道德修养的内容

护理道德修养是从护理工作本身的性质和特点出发，把医学职业道德基本原则和规范具体运用到临床护理实践中。护理道德修养包含多方面的内容，除了应遵守一般社会公约和医德基本规范外，还有一些特殊的行为准则，具体表现为以下几个方面：

（一）牢固树立患者第一的观点

1.尊重患者的人格

护士要尊重患者，以患者为中心，这是临床诊疗护理活动中最基本的道德原则。护士要把患者当作自己的亲人或朋友，想患者之所想，急患者之所急；与患者相处时，要用尊称和敬语称呼、问候患者，使患者感到温暖、亲切，而不能用床号代替患者姓名。

2.尊重患者的生命价值

不论患者是否有肢体功能障碍，是否有传染病、慢性疾病或急性疾病，患者在康复期间或弥留之际，护士都要从患者的生命价值和人格尊严出发，不应有任何忽视或歧视患者生命的现象。

3.尊重患者平等就医的权利

不论患者地位的高低、权力的大小、关系的亲疏，护士都要平等地对待每一位患者，一视同仁，不能以任何借口拒绝患者的合理要求，按照规章制度开展护理工作。

4.尊重患者独立的意志

在任何情况下，护士都不可以把自己的意志强加于患者，要让患者有选择的权利；不能侮辱患者，不能损害患者的名誉，更不能随便泄露患者的隐私。

（二）保护患者的安全

护士要为患者提供疾病护理和健康保护，只要发现任何有损患者利益的不道德行为、失职行为和不法行为，不论当事人的职务和地位如何，与自己有无直接或间接的关系，都要主持正义和公道，及时制止各种损害行为。在护理工作中也要预防意外事故和伤害事件的发生，保护患者的安全。

（三）给予患者心理支持

许多患者，特别是癌症晚期、严重外伤等患者，除了躯体的痛苦，还承受着精神的压力，极易产生心理问题或一些消极心理反应。护理人员在为患者护理的过程中，应时刻注意患者的情绪状态，了解其心理需求，给患者以安慰和支持，帮助其保持治疗或康复中所需要的最佳心理状态。

（四）全心全意，用心护理

护士必须全身心地投入工作中，全心全意地为患者服务。护士应严格执行医嘱，严谨慎独，准确无误，对于急危重症患者更应全力以赴实施救治，尽量排除一切不良因素的干扰，使患者全身心地接受诊治护理，从而尽早恢复健康。

第三节　临床护理工作中的职业道德

临床护理工作是一项技术性、社会性、道德性很强的工作。护理人员在临床护理工作中各有分工，但无论从事哪种具体的护理工作，都必须遵守临床护理工作的职业道德原则。

一、基础护理道德

基础护理道德是护理人员在从事基础护理工作中应遵循的行为准则和道德规范。护理人员应加强自身的道德修养，将护理道德修养作为做好基础护理工作的内在驱动力。

（一）基础护理的特点

基础护理学是护理学的一门基础科学，它包括护理基本理论、基本知识和基本技能，是以患者为中心，针对患者的生理、心理、社会、精神、文化等各方面的健康问题，采取科学的护理措施，满足患者的需要，使其尽可能恢复到最佳健康状态。它是各专科护理的基础，其特点表现如下：

1.基础护理工作的周期性

基础护理是临床各专科护理的基础，包括生活护理、病情观察、满足患者治疗需求的护理技术操作等。基础护理的各项工作都带有周期性的特点，可以用制度的形式固定下来。

2.基础护理工作的协调性

基础护理是整体医疗工作中的一部分，护理人员在为患者提供医疗、休养环境的同时，还要为基本的诊疗工作提供必要的物质条件和技术协作。如医生需要使用的仪器设备、器械、敷料等，大都由护理人员支领、保管、消毒备用。对于患者的给药、输液等治疗工作，护士需要严格遵循医嘱执行。这就需要医生和护士之间互相配合、协调一致，才能更好地完成各项医疗任务。

3.基础护理工作的科学性

基础护理工作的内容较多，很繁杂，也有很强的科学性。由于各种致病因素的特点和每种疾病本身的特性，患者的肢体功能活动、生化代谢、形态结构等方面都可能发生某种程度的变化，这些变化也可导致生理需要的变化。这就要求护理人员必须运用所学的相关理论和实践技能为患者提供基础护理工作，同时要向患者和家属宣传疾病的治疗、护理及康复等相关知识，以满足患者生理、心理的需要，保证患者生命健康，帮助患者早日康复。

（二）基础护理的道德要求

1.热爱护理事业，树立职业自豪感

护理工作和人的生老病死密切相关，是十分重要的。基础护理工作具有平凡、琐碎、繁重等特点，虽然不像有的工作那样容易取得辉煌的业绩，但它可在细微处对人类的生命和健康作出宝贵的贡献。护士要热爱护理事业，充分认识到基础护理工作是一项可以实现自己人生价值的有意义的科学工作，对患者康复具有重要意义。护士应树立职业自豪感，树立护理工作高尚的观念，以实际行动爱惜自己的职业荣誉和声誉。

2.工作严谨，一丝不苟

基础护理工作的质量直接影响着患者的生命和健康。因此，护理人员必须经常到病房巡视患者，密切观察病情变化，仔细、周密、审慎地对待每项工作，防止出现任何差错；严格执行"三查八对"等各项操作规程和

规章制度，不放过任何疑点；时刻保持一丝不苟、严谨求实的态度，把病人的安全放在心上。

3.团结合作，齐心协力

护理人员与其他医务人员必须团结合作、协同一致地完成各项医疗护理工作。医护之间的协作是相互的，不能以自我为中心，要采取积极主动的态度，这样才能达成紧密、持久的合作。护理人员除遵医嘱要求准确地完成护理工作外，还要主动地观察患者的情况，及时给医生提供病情变化的信息，为准确地诊疗奠定良好的基础。当然，医生也要主动地倾听护理人员对诊治方案的意见，积极采纳其合理的建议，并尽力协调护理工作或为护理工作提供方便。

4.钻研业务，精益求精

护理学是一门理论性和实践性都很强的学科，同时又是自然科学和社会科学相结合的综合性应用科学。随着医疗科技的发展，很多新技术应用于临床，如激光、放射性核素、显微外科在临床上的应用，人工心脏起搏、体外循环装置、心脏电击复律、心功能测定等监护系统的应用以及大面积烧伤的治疗和各种先进医疗设备的使用等，均使护理的内容和范围不断扩大，这就要求护理人员要具有多层次的知识结构，努力学习新知识、新技术，不断进取，勇于实践，精益求精，不断更新自己的知识，以适应护理工作的发展。

二、整体护理道德

护理人员运用整体护理工作模式为患者提供护理时遵守的道德要求称为整体护理道德。

（一）整体护理的特点和意义

1.整体护理的特点

整体护理是一种护理行为的指导思想或称护理观念，是以人为中心，以现代护理观为指导，以护理程序为基础框架，并且把护理程序系统化地运用到临床护理和护理管理中去的指导思想，整体护理的目标是根据人的生理、心理、社会、文化、精神等多方面的需要，提供适合人的最佳护理。

整体护理强调以护理程序为核心或基础，是因为护理程序的运用不仅体现在护士的临床服务中，而且贯穿于全部护理工作中。护理程序是经过临床验证的，是科学的工作方法，包括评估、诊断、计划、实施、评价等工作程序。

2.整体护理的意义

整体护理能真正体现护理是以人为中心，也能真正发挥护理人员所学的护理专业知识，还能促使护理人员不断学习，更能体现护理人员的自身价值，从而稳定护理队伍。整体护理明确了护理工作的方向和目标。护理人员积极主动地运用护理程序为患者解决问题，可以改变被动护理的工作局面，最大限度地发挥护理人员的主观能动性和创造性，使他们以科学的态度将护理工作的重点引到研究、改进、实施、发展护理专业本身上来，进而突出护理专业的科学性与独立性。这对营造护理学术气氛，发展护理专业队伍，完善护理学科体系，促进我国护理事业整体水平的提升等，都具有现实而深远的意义。

（二）整体护理的道德要求

1.整体意识，协调统一

整体意识指在护理管理、护理服务质量的提高和护理队伍的建设上要有整体观念。它要求护理人员树立整体护理观，视护理对象为生物的、心理的、社会的、发展的人；从患者身心、社会文化需要出发，去考虑患者的健康问题，采用针对性的护理措施去解决患者的实际问题。整体护理中要求护理表格的书写及护理品质的评价与保证等均要以护理程序为框架，协调一致。所以，护理人员必须协调一致地为患者提供整体护理，使之产生最佳的护理效果。

2.积极主动，勇挑重担

整体护理以护理程序为基础，护理人员的积极性、主动性和潜能均得到充分发挥。护理人员要思考患者有哪些健康问题，要优先解决患者的哪些健康问题，以及如何解决，等等。护理人员要自觉地运用护理程序的科学方法对患者进行系统的评估、诊断、计划、实施、评价，如此循环，直到患者的健康问题得到解决。护理人员不再是被动地、单纯地执行医嘱和简单地完成护理操作，而是更全面、更系统地考虑患者的整体情况，也像医生一样独立地承担起为患者解决问题的责任。

3.周密分析，认识差异

现代医学模式指导下的医学研究成果表明，生物、心理、社会因素能够引起疾病并影响疾病的转归。因此，整体护理要求护理人员要对影响患者健康的各方面因素进行比较分析，对患者健康问题做出评估，找出各方面的差异，制订出解决患者健康问题的护理计划并及时对患者实施身心整体护理。在整体护理中，护理人员要认真分析患者的不同情况及其基本需要，制订有利于患者康复的合理的护理计划并付诸实践，使整体护理更具有针对性和可行性。

4.勇于开拓，不断进取

整体护理的宗旨是以人的健康为中心，不断提高人的健康水平。在整体护理过程中，始终贯穿着以护理对象为中心，以满足护理对象的需要为基础，以解决护理健康问题为根本目的的指导思想。因此，这就要求护理人员必须不断充实和扩大自己的知识领域，将平面型的知识结构扩展为立体型的知识结构；要求护理人员必须以锲而不舍的钻研精神和坚韧不拔的毅力刻苦学习护理专业及相关学科的知识和技能，在注重知识的积累和更新的同时，不断加强护理道德的修养，勇于改革和创新。

三、门诊护理道德

门诊部是医院的服务窗口，是集诊查、治疗、护理、保健、心理咨询、卫生宣教、计划免疫等于一体的功能部门。门诊部的工作直接反映了医院的服务质量与水平，门诊部的医护人员应努力为病人提供优质的就医环境和服务，还要遵守相应的护理道德。

（一）门诊护理的特点

1.工作任务重

门诊部是防治常见病、多发病的窗口，是患者就医最集中的地方。一些医院每天接待患者高达数千人，并且还有许多家属陪伴就诊，这就造成门诊部的拥挤、嘈杂。为了保证患者有序地就诊，满足患者能及时得到准确诊断和有效治疗的需要，缩短患者的候诊时间，护理人员既要做好预检分诊、安排候诊与就诊、健康教育等工作，还要指引患者去化验、检查、取药、注射和处置等各项具体工作，可见门诊部的工作任务比较重。

2.针对性和服务性强

门诊部是各种类型的疾病患者汇集的场所，患者的病情各不相同，这就要求护理人员要提供有针对性的医疗保健服务。从另一个角度看，门诊护理虽然也有治疗护理工作，但大多是服务性工作。如初诊患者不熟悉医院的环境，需要护理人员做好就诊指导；复诊患者则需要护理人员了解其疾病治疗情况及其心理状态，做好心理疏导，树立其战胜疾病的信心。

3.预防交叉感染难度大

门诊部人流量大，患者比较集中，有些传染病患者及带菌者在就诊前很难及时鉴别和隔离，他们在就诊期间往往与其他人混杂在一起，极易造成交叉感染。因而预防院内交叉感染难度很大，这是一个世界性的问题，已引起各国医学界的普遍关注。

（二）门诊护理的道德要求

1.热情关怀，高度负责

门诊患者因病痛、心理紧张等，加上医院环境拥挤、嘈杂和对就诊流程不熟悉等情况，心理负担重。尽管患者的病种、病情不同，但他们都有一个共同的心愿，就是希望得到医护人员热情的关怀，尽早解除病痛，恢复健康。因此，门诊护理人员要充分理解并关怀患者，主动热情地帮助患者有序就诊。

2.作风严谨，按章操作

对于门诊患者，护理人员必须尊重科学、实事求是，严密观察患者的病情变化。如患者做药物过敏反应试验出现可疑阳性时，要十分谨慎，再做对照试验，切不能有任何粗心大意。护理人员要严格执行查对制度和消毒隔离制度，对可疑病情或不良反应绝不能让患者离开，要让患者留察直至确认无事。

3.环境优美，安静舒适

门诊护理人员要保持门诊环境优美、安静和舒适，使患者就诊时保持心理稳定，提高诊疗护理效果。护理人员应将环境管理作为门诊护理道德要求，使门诊科室整洁化，就诊秩序规范化，以利于提高门诊医疗护理质量。

四、急诊护理道德

急诊是医院的独立科室，是抢救急、危、重症患者的重要场所，是医院前线的尖兵。急诊科医护人员的任务是做好急诊和急救，要遵守急诊护理道德。

（一）急诊护理的特点

1.随机性强，常备不懈

急诊患者发病虽然有一些规律，但总体来说急诊患者的就诊时间、人数、病种、病情危重程度等都难以预料。这就需要急诊护理人员处于常备不懈的状态，包括心理素质、业务能力、急救设备和抢救药品的保障等方面，随时都能很好地应对任何情况下的急救需要。

2.病情危急，时间性强

急诊危重患者多、病情急、时间紧，而且有的患者入院时出现意识障碍，既不能提供详细病史，又不能按部就班地进行体格检查，需要立刻进行抢救。对此，急诊护理必须突出一个"急"字，做到争分夺秒、全力以赴，争取在第一时间挽救患者的生命。

3.病情多变，主动性强

急诊患者发病急、病情变化快，往往涉及多系统、多器官、多学科。因此，急诊护理人员首先要有准确的判断，立刻通知相关专科医生进行诊治与抢救；其次在医生到达之前，除了要做好必要的抢救准备工作外，还要严密监护，细心观察病情变化，为医生诊断、治疗提供可靠的依据。对某些病情危重的患者，护理人员要给予紧急处理，以免耽误时机丧失抢救机会。

（二）急诊护理的道德要求

急诊护理人员必须具有救死扶伤的高尚道德品质、丰富的临床护理经验和熟练的急救技术以及"急而不躁""忙而不乱"的工作作风。

1.要有时间紧迫感

急诊护理人员应树立"时间就是生命""抢救就是命令"的观念，做到急患者所急，争分夺秒、有条不紊、全力以赴，尽力缩短接诊时间，以冷静、敏捷、果断的作风配合医生抢救患者。

2. 要有高度的责任感

急诊护理人员要从维护患者利益的角度出发，规范实施抢救。如及时进行心肺复苏、吸氧、止血、洗胃、输液、采集标本送检等，并详细、准确地做好抢救记录；对可疑患者要及时报告医院总值班，对因交通事故或打架斗殴致伤的患者应如实地说明情况，并以正确的态度对待他们。

3. 要有深厚的同情心

急诊患者多为突发病，患者痛苦不堪、生命垂危、心理紧张，急诊护理人员要理解患者，尤其对自杀、意外伤害的患者不能埋怨或责怪，而应以最佳的抢救方案进行救治，争取最佳疗效。

五、特殊护理道德

特殊护理指对各种特殊人群患者的护理，如对精神病、老年病等患者的护理。负责特殊疾病治疗的科室在服务方法上与其他科室不同，因此在护理工作中除了应遵循护理道德基本原则外，对特殊病人的护理还有特殊的护理道德要求。

（一）对精神病患者的护理道德

1. 精神科工作的特点

精神病是指在各种生物学、心理学以及社会环境因素影响下，大脑功能失调，导致人的认知、情感、意志和行为等精神活动出现不同程度障碍的疾病。精神病患者经常会出现人格障碍或缺乏自知能力和自控能力，表现在护理方面具体有以下特点：

（1）病房护理管理的复杂性。精神病患者在发病期间缺乏自知力和自控力，其思想、感情和行为常常会和普通人的行为习惯不一样，有规范、举止异常，有时会出现伤人、自伤、毁物甚至殴打医护人员的情况，导致病房护理管理更加复杂。

（2）配合诊治护理的困难性。精神病患者自知能力差，描述病情不准确。大多数患者觉得自己没有患精神病，会表现出不配合医护人员，甚至会因非常反感而拒绝检查、治疗和护理的情况，增加了诊治护理的难度。

（3）治疗护理效果的反复性。精神病可能会反复发作，有的患者甚至终生不愈，因此在治疗和护理上如何增进疗效并避免药物的毒副反应，仍是摆在医护人员面前的一个难题。护理人员只有具备较全面的专业知识、较丰富的护理经验、较高尚的道德情操和良好的身心素质才能应对这些问题。

2.对精神病患者的护理道德要求

如何对待精神病患者是护理中的一个特殊问题。精神科工作的特点决定了精神病患者的护理难度高，不仅要求护理人员具有较高的护理技巧，还要具有高尚的护理道德情操。在精神科工作的护理人员除履行一般道德义务外，还要遵循精神病诊治护理中的特殊道德要求。

（1）尊重患者。护理人员要理解精神病患者，不能歧视、耻笑他们，要像对待其他患者一样尊重他们的人格。患者对护理人员提出的合理、正当的要求，应尽力给予满足，对确实不能满足的要求，要耐心解释，使其理解；要正确执行约束保护措施，除非病情和治疗的需要，否则不轻易约束患者；要绝对保护患者的一切正当权益不受侵犯。

（2）保守秘密。护理人员对患者的信息和资料，特别是病史、病情、家族史、个人生活经历等均要保密，不能向其他任何人谈论，也不能随意将这些信息和资料提供给他人，否则会伤害患者的自尊心，影响治疗效果，甚至可能导致护患矛盾，引发严重的后果。

（3）恪守慎独。精神病患者认知能力下降，精神活动失常，甚至有些患者不能对自己的行为负责，也不能对医护人员的行为给予恰当的评价。还有些患者生活不能自理，需要护理人员主动关心爱护。因此，护理人员必须做到恪守慎独，准确、及时地完成各项护理工作。

（4）保证安全。护理人员要加强病房巡视，保证患者安全，特别是对有自伤、伤人行为的患者，要将刀、剪、绳等危险品妥善放置，避免意外情况发生。护理人员要了解每个患者的病情、心理活动和情绪变化，注意观察，加强防范，杜绝隐患。有些患者对未来的前途悲观失望，对今后的工作、学习、家庭生活缺乏信心，对此护理人员要加强心理护理，鼓励他们，帮助他们树立战胜疾病的信心。

（二）对老年患者的护理道德

1.老年患者的护理特点

（1）病情复杂，护理任务重。老年患者身体各器官功能都出现了退行性变化，发病率高，并发症多，病情恢复缓慢，容易留下各种后遗症。我国老年人易患的疾病依次为肿瘤、高血压与冠心病、慢性支气管炎与肺炎、胆囊病、前列腺肥大、股骨骨折与糖尿病等，而病死率由高到低依次为肺炎、脑出血、肺癌、胃癌、急性心肌梗死等。老年人常常身患多种疾病，病情复杂，护理任务重。

（2）病情多变，护理难度大。老年人患病后，体质更加虚弱，抵抗力迅速下降，由一种疾病可能引起多种疾病，复杂多变，确诊难。有些老年人患病后记忆力明显减退，对疼痛敏感性降低，症状和体征不典型，易误诊。还有些老年患者日常生活能力下降，心理固执又不易合作。可见，老年患者护理难度大。

（3）疑虑多，心理护理要求高。老年人阅历丰富，有些人经历坎坷，心理活动复杂。老年人来院就诊时经常会表现出精神过度紧张、焦虑、忧郁甚至惊恐不安。老年患者的心理改变给心理护理提出了更高的要求。从这个意义上说，老年患者的心理护理比身体护理更为重要。

2.对老年患者的护理道德要求

（1）尊重关怀。老年人患病后，由一个独立自主、自己能支配自己行为的健康人，突然转变为住院后受医院各种规章制度约束的病人，这种角色的改变，必然引起心理的落差，他们对接触最多的护理人员的态度、言行反应十分敏感。因此，护理人员更要尊重理解他们，对他们提出的各种建议和要求要耐心倾听、认真对待，能做到的尽可能予以满足，做不到的应给予诚恳的解释和说明，获得共识或谅解。

（2）审慎护理。由于老年人组织器官衰老、功能退化、感觉迟钝，所以老年疾病具有非典型性、复合性、多因素性等特点。护理人员必须勤奋学习，细致地观察病情，细心分析，准确判断，力求护理诊断准确无误，审慎地给出护理措施，及时解除患者的痛苦，取得患者的信任。

（3）健康指导。护理人员要为老年患者做好健康指导工作。老年人患病后大多会产生失落感与孤独感，作为护理人员，一方面，要做好心理护理，关心爱护老人，使他们感到晚年生活有意义，感到自身价值所在；另一方面，还要了解患者家庭成员彼此间的关系以及老人在家庭中的地位等，鼓励家庭成员共同照护好老人。

第六章 公共卫生工作的职业道德

第一节 疾病预防控制工作中的职业道德

一、公共卫生工作概述

随着社会的发展，人群健康、公共卫生突发事件的控制和人人享有基本医疗卫生服务等问题已成为社会广泛关注的问题，公共卫生工作的作用也越来越重要。

国务院颁发的《中共中央 国务院关于深化医药卫生体制改革的意见》中指出，要完善医药卫生四大体系，建立覆盖城乡居民的基本医疗卫生制度，即公共卫生服务体系、医疗服务体系、医疗保障体系、药品供应保障体系。这里把公共卫生服务体系建设放在了首位。同时指出，要全面加强公共卫生服务体系建设。建立健全疾病预防控制、健康教育、妇幼保健、精神卫生、应急救治、采供血、卫生监督和计划生育等专业公共卫生服务网络，完善以基层医疗卫生服务网络为基础的医疗服务体系的公共卫生服务功能，建立分工明确、信息互通、资源共享、协调互动的公共卫生服务体系，提高公共卫生服务和突发公共卫生事件应急处置能力。

二、疾病预防控制工作的职业道德要求

（一）做好疾病预防宣传工作

做好疾病预防控制工作的关键是必须开展深入广泛的卫生健康宣传工作。现在的疾病预防控制不仅仅局限于传染病、地方病，已经扩大到很多与人们的生活习惯相关的慢性疾病，如高血压、糖尿病、心脏病等，这些都和不健康的生活习惯有关系。因此，人们要培养良好的生活习惯，树立正确的健康观念。由于疾病预防控制工作需要做在疾病流行之前，具有一定的超前性，且服务对象大多是健康人群，这就要求疾病预防控制工作者要本着对人民健康高度负责的精神，积极主动地深入基层，采用人们容易接受的方式，以诚恳耐心的态度，获得人们的支持与合作，形成政府领导、全民参与、预防医学工作者指导的防病治病的社会基础。疾病预防控制人员为履行对全社会负责的伦理责任，为保护大多数人的健康，对传染源的患者或健康带菌者进行隔离、留验，对传染病的密切接触者进行调查或检验，这些措施常常使人们感到受约束和不方便，有些人可能会产生抵触情绪，所以事先应做好深入细致的宣传动员工作，以取得人们的支持和配合，共同做好疾病预防控制工作。

（二）要有甘于奉献的精神

疾病预防控制工作是一项造福子孙后代的伟大事业。但是，疾病预防不像临床医疗那样见效迅速，人们的感受不够深切，特别是疫情暴发，政府采取切断传播途径的措施，如限制或停止集会、集市，停工、停课，实施隔离区控制等，限制了人们的部分自由，其重要意义常不被人们理解。疾病预防控制工作者要协同政府做好宣传工作，稳定隔离人群的情绪，对某些群众的过激言行要进行必要的解释。临床工作者是一线战场的英雄，疾病预防控制者则是"幕后"英雄。在特殊情况下，疾病预防控制工作者

往往比临床工作者面临着更严峻的挑战。当发生传染病尤其是烈性传染病时，疾病预防控制工作者必须挺身而出，第一时间奔赴疫区，准确地调查了解疫情并及时上报有关部门，采取得力措施切断传播途径，隔离、救治患者，不能因为环境艰苦或害怕自身感染而置人们的健康于不顾，更不能斤斤计较、患得患失，这些都不符合疾病预防控制工作者的职业道德要求。由于疾病预防控制工作具有群体性特点，所以它的社会效益巨大，应负的伦理责任意义深远，这就要求疾病预防控制工作者树立对社会负责、对人民健康负责的精神。一旦疾病预防控制工作者因麻痹疏忽而发生差错，其损失往往比临床工作的失误要严重得多。因此，疾病预防控制工作者要发扬吃苦耐劳、不怕困难的精神，积极开展群防群治工作，为了人们的身体健康作出应有的贡献。

（三）要有团结协作的精神

疾病预防控制工作任务艰巨、牵扯面广、工作量大，做好这项工作既需要人民群众的配合，也需要各有关部门和单位的支持，还需要和临床医务工作者的密切协作。所以疾病预防控制工作者应有整体观念，顾全大局，正确处理各方面的关系，服从整体，分工合作，协调行动，这样才有利于工作的顺利完成。

（四）要有不断进取的精神

随着科技的进步、经济的发展以及人们生活方式的改变，疾病预防控制的理论和方法也在发生变化，这就要求疾病预防控制工作者必须不断学习，提高自己的专业技术水平。疾病预防控制工作者要真正维护人们的健康，仅凭一腔热忱是不够的，还需要不断完善自己的知识结构，提高业务技能。由于疾病预防控制工作具有前瞻性，所以疾病预防控制工作者要有善于发现、科学调研、正确判断、果断决策的能力，才能更好地胜任工作。

第二节 公共卫生监督工作中的职业道德

一、公共卫生监督职业道德概述

公共卫生监督职业道德是指在公共卫生监督执法过程中卫生监督员应当遵循的道德行为规范的总和，是卫生监督执法工作者在履行其法定职责时应当遵循的行为规范和应该具备的职业道德观念。卫生监督员的职业理想是努力做好本职工作，全心全意为人民身心健康服务，其职业责任是最大限度地调动工作责任心和工作热情，把职业责任变成自觉履行工作职能的道德义务，对待公共卫生监督工作认真负责，一丝不苟。卫生监督员要有深厚的卫生监督理论，正确的工作方式方法，在卫生监督工作中遵守法纪，严格履行自己的职责。卫生监督员的职业良心贯穿于职业行为的全过程，是卫生监督员思想和情操的重要精神支柱。卫生监督员要有高度职业荣誉感，当好人民健康的卫士。

卫生监督机构是社会服务的窗口行业，卫生监督员职业道德的优劣直接关系到广大人民群众的健康安全，关系到社会的进步和稳定，也影响着卫生监督行政执法机构的社会形象。卫生监督员的一言一行代表着国家卫生行政部门，其精神风貌直接影响到企业和社会公众对卫生监督机构的印象，所以要依法履行卫生执法管理职责。卫生监督员职业道德的优劣也影响着卫生监督行政执法的质量，因此卫生监督员要做到依法行政，正确使用法律、法规，弄清事实，准确判断案件性质，不偏不倚，不枉不纵，平等对待当事人，力求每一起案件都经得起历史的检验。要做到这些，必须具有良好的职业道德。同时，卫生监督执法工作是一项专业性、实践性很强的工作，卫生监督员必须具有深厚的预防医学、法学及其他相关学科知识，才能胜任这一工作。

二、公共卫生监督工作的职业道德要求

（一）爱岗敬业，忘我奉献

卫生监督员要热爱本职工作，忠于职守，认真负责，一丝不苟，对待工作有高度的责任感。坚持科学的态度，对工作精益求精，努力学习与卫生监督工作有关的国家法律法规、标准技术规范和卫生监督执法技能。树立坚定的理想和信念，勤政务实，不断提高政治素质、业务素质和道德素质。遵守时间，勤奋工作，认真履行卫生监督岗位职责，按时完成上级交付的任务，不敷衍塞责，不消极怠工，不玩忽职守，做到有法必依、执法必严、违法必究。谦虚谨慎，服从上级，尊重同事，团结协作，顾全大局，树立全局观念，个人利益服从整体利益，局部利益服从全局利益。自觉提高思想意识，加强道德品质的自我锻炼，积极投身卫生监督执法社会实践，忘我奉献。

（二）语言文明，礼貌和蔼

卫生监督员在工作中对待管理相对人要态度热情、耐心倾听，不使用训斥、命令语气，文明执法。从监督法律关系方面来说，一方是监督执法主体，另一方则是被监督的主体，双方法律地位不平等，但双方的人格权利是平等的，只能依照程序法和实体法的规定进行，不能盛气凌人。应该把监督的环节前移，搞好预防性卫生监督和经常性卫生监督。执法管理的目的是保护人民群众的健康，不能为了处罚而处罚，被监督主体是法人或国家公民，要换位思考，依法保护被监督单位和个人的合法权益。

（三）廉洁自律，奉公守法

卫生监督员在执行公务中，是代表国家行使卫生监督执法权。社会主义民主和依法治国的原则，要求卫生监督执法机关及卫生监督员在公共卫生执法过程中必须严格依法办事，即作出的具体行政行为必须是基于法定

的事实、法定的权限，按照法定的程序。卫生监督的依据是国家法律，卫生监督员在工作中应以事实为根据，以法律为准绳。我国自确立建设社会主义法治国家以来，立法速度加快，制定了一系列卫生法律法规，使医药卫生监督工作有了法律依据。卫生法律法规贯彻了以预防为主的方针，反映了我国预防工作的客观规律；规定了卫生监督工作者和管理相对人的权利和义务，明确了相关人员应当做什么和不应当做什么。卫生监督员在工作中以执法者的面貌出现，因此执法必须严明，严格照章办事，刚正不阿，才能保证工作的顺利进行和收到应有的成效。秉公执法的前提是自己必须清正廉洁，不能为一己私利而枉法行政，危害国家和公众利益，同时要自觉抵制违法者的行贿、说情，做到执法公正，拒绝腐蚀。如对在防治传染病流行过程中销售假药劣药、编造疫情信息扰乱社会秩序的人要依法处理。对于少数执法者缺乏道德观念和法治观念，玩忽职守甚至滥用职权的，除了要受到舆论谴责外，还应依据国家法律追究行政或刑事责任。因此，卫生监督工作者必须加强自身道德修养，增强法治观念，以自己的实际行动维护法律的尊严。

（四）履行职责，公正公平

卫生监督员的职责是依法进行预防性和经常性卫生监督管理，包括对食品、公共场所、生活饮用水、化妆品、学校卫生、涉及有毒有害的工矿企业、医疗机构、传染病防治等进行卫生监督、检查，对违反卫生法律法规的单位和个人要依法进行处罚。同时要积极参与对人体健康造成损害的公共卫生安全事故的调查处理；宣传卫生法律、法规，指导、协助有关部门对相关人员进行卫生知识培训；执行卫生行政部门、上级卫生监督机构交付的其他监督任务。卫生监督员在工作中要一视同仁，忠于职守，实事求是。

（五）作风严谨，一丝不苟

卫生监督员执行公务时要做到制服整洁，风纪严肃，持证执法；遵守监督执法程序、标准、规范和制度；告知管理相对人执法依据及其享有的权利，不得剥夺管理相对人根据法律规定申辩、申诉的权利；手续完备、文字规范清楚；取证及时、完整、科学、合理合法。例如，在按一般行政处罚程序进行处罚时，卫生行政机关必须遵守事实清楚、证据确凿，适用法律、法规、规章正确，坚持先调查取证后裁决，合法、适当、公正、公开以及处罚与教育相结合的原则。

（六）严格执行回避制度、保密制度

卫生监督员遇有与监督执法对象有直接利害关系或其他有碍公正执法的情况时，应主动申请回避。法律规定承办人有下列情形之一的，应当自行回避：是本案当事人的近亲属；与本案有利害关系；其他可能影响案件公正处理的。如果本人没有提出回避，当事人提出的也应当回避。对执法过程中了解到的执法对象的商业机密、技术资料和举报投诉人的情况履行保密责任，否则将构成违法。

第三节　食品安全工作中的职业道德

一、食品安全职工作业道德概述

食品安全工作职业道德是指调整食品安全工作者与受保护人群、环境，被监督的单位、个人之间相互关系的职业道德规范的总和。它既是对食品安全工作者在职业活动中所做的要求，也是食品安全工作者对社会应承担的责任和义务。食品安全工作职业道德是以整个社会健康利益至上，以秉公执法、公正无私为道德准则的。

"民以食为天，食以安为先。"食品是人类赖以生存和发展的物质基础，食品安全事关人体健康和国计民生。2021年"3·15"晚会上曝光了一批黑名单食品，食品安全已成为百姓关注的焦点。

如要解决以上问题，完善法律法规，加大执法力度是必不可少的。职

业道德教育对食品安全的作用同样不可忽视。食品安全工作是由多个部门分段监督管理。新颁布的《中华人民共和国食品安全法》规定：国务院卫生行政部门承担食品安全综合协调职责，负责食品安全风险评估、食品安全标准制定、食品安全信息公布、食品检验机构的资质认定条件和检验规范的制定，组织查处食品安全重大事故；国务院质量监督、工商行政管理和国家食品药品监督管理部门依照《中华人民共和国食品安全法》和国务院规定的职责，分别对食品生产、食品流通、餐饮服务活动实施监督管理。为此，县级以上卫生行政、农业行政、质量监督、工商行政管理、食品药品监督管理部门都对食品安全进行监督管理。由于多个部门管理，所以部门之间必须加强沟通、密切配合，按照各自职责分工，依法行使职权，承担责任。

二、食品安全工作中的职业道德要求

（一）提高工作能力和素质

每一个食品安全工作者都要认识到自身责任的重大，不断提高监督、服务水平。要热爱本职工作，忠于职守，有认真负责、一丝不苟的工作精神和高度的责任感。要坚持科学的态度，学习并掌握专业技术和卫生法律法规知识，对工作精益求精。坚持处处体现为民、便民、利民的服务原则，坚持"公平、公正、热情、高效"的服务宗旨。建立规范高效的办公秩序，树立执法机关形象。同时，严格执行"直接（问）责任制、一次性讲清原则、岗位责任制及过错追究制、办事时限制"。食品安全工作的根本目的在于保证食品安全，保护人民健康，促进经济发展。因此，食品安全工作者要树立执法即服务的意识，为人民、为社会提供优质、文明、热情的服务。自觉提高思想意识，加强道德品质的自我锻炼和自我改造，树立正确的世界观、人生观和价值观。要有良好的思想作风、工作作风、生活作风，严格贯彻执行党的路线方针政策，始终做党的利益、人民的利益和社会主义国家利益的忠实捍卫者。

（二）树立全局观念

食品安全工作者要团结协作，顾全大局，按照各自职责分工依法行使职权。食品安全监督管理体系有两种类型，一是只有一个机构对食品全程监管；二是多个机构分段监管。我国立法采用后一种监管体系，延续了以前的监管框架，并作了明确的分工。虽然分工明确，但事物的本质是多样的，所以，各执法机构要从大局出发，一切为人民的健康着想，相互协调，团结协作，正确理解、解释法律，提高服务质量，讲究高效率办事。

（三）清正廉洁，依法行政

食品安全工作者要坚持求真务实、清正廉洁、依法行政，坚持"在执法中服务，在服务中执法"，以规范化管理为基础，完善执法约束机制。要把保民安康作为执法的宗旨，把依法监督作为行政的准则，把廉洁自律作为从政的法宝。要清正廉洁，不贪污受贿，不搞权钱交易，不以权谋私，不徇情枉法。在行使卫生执法权时，不仅要合法，而且在法定的自由裁量权限度内要做到公正合理。

（四）严格执行回避、保密制度

食品安全工作者遇有与监督执法对象有直接利害关系或其他有碍公正执法情况时，应主动申请回避，对执法对象的商业机密、技术资料和举报投诉人的情况履行保密责任。

第四节　卫生管理工作中的职业道德

一、卫生管理工作概述

卫生管理就是运用现代管理科学的理论和方法以及国家行政、经济和法律手段，合理开发、利用和配置现有人力、物力、财力和信息等卫生资源的活动。卫生管理的目的是合理配置和有效利用医疗卫生资源，以满足社会对医疗卫生服务的需求，促进人民群众的健康，因此，在卫生管理工作中，必须最大限度地满足人民群众的基本医疗需求，体现医疗卫生服务的公平与公正。

2009年，国务院颁发的《中共中央 国务院关于深化医药卫生体制改革的意见》明确了医疗卫生事业是一项社会公益事业，摒弃先前完全市场化的改革思路。医疗卫生事业关系亿万人民的健康，关系千家万户的幸福，是重大民生问题。深化医药卫生体制改革，加快医药卫生事业发展，适应人民群众日益增长的医药卫生需求，不断提高人民群众的健康素质，是贯彻落实科学发展观、促进经济社会全面协调可持续发展的必然要求，是维护社会公平正义、提高人民生活质量的重要举措，是全面建设小康社会和构建社会主义和谐社会的一项重大任务。医疗卫生是公众所必需的，不管经济状况如何有病都要治疗，所以不能完全市场化。如果完全市场化就会出现医疗卫生行业的逐利行为，"看病难、看病贵"与此不无关系，一些医务人员追求经济利益，开大处方、过度检查就是市场逐利行为的表现。因此，对卫生管理工作者开展职业道德教育意义重大。

二、卫生管理工作中的职业道德要求

（一）调查研究，实事求是，科学管理

卫生管理人员在工作中，无论是制定卫生政策，还是制定卫生法规、条例等，都必须要走群众路线，注重调查研究，不唯书、不唯上，坚持实事求是，按客观规律办事，讲究管理的科学性，特别是要有对卫生事业的责任感。

（二）坚持卫生政策的公正性和公益性

卫生管理人员要忠实地贯彻执行"坚持为人民健康服务，坚持为现代

化建设服务"的方针。具体来说就是在制定卫生政策时要体现公正性和公益性，尊重、维护患者和健康人的权利，公正合理地分配卫生资源；同时，要为大多数人的利益、社会利益及后代的利益着想，实现"人人享有卫生保健"的目标，提高全民族的健康水平。

（三）以卫生法律法规为准绳，严肃执法

国家制定的卫生法律法规，规范了卫生管理工作行为，并且对卫生事业管理也具有权威性和严肃性。因此，卫生管理部门和卫生管理人员要处处以卫生法律法规为准绳，做到依法行政、秉公执法，维护法律的尊严，否则，不仅违背了卫生管理工作的职业道德原则，也是法律所不容的。

（四）以人民的利益为中心，清正廉洁

全心全意为人民健康服务是卫生管理工作的指导思想和根本宗旨，卫生管理人员无论在什么岗位什么职务都是人民的公仆，所做的一切工作都是为人民服务的。因此，卫生管理人员要全心全意为人民服务，做到清正廉洁，老实做人，干净做事。同时，在卫生管理工作中要坚持患者利益第一、医患利益兼顾的原则，防治结合、预防为主的原则，社会效益第一、兼顾经济效益的原则，以体现我国卫生事业的宗旨。

第七章 药学工作的职业道德

第一节 药物研发工作中的职业道德

一、药物研发工作的意义

（一）药物研发有利于维护人民的身体健康

人是社会生产力中最积极、最活跃的因素。由于人群的经济、身体、精神等状况不同，部分人难免患上疾病，而绝大部分疾病需要应用药物治疗。因此，药物的质量、浓度及使用是否合理，关系到患者健康乃至生命安危，关系到能否为社会提供更多的合格劳动力。调查研究表明，部分药物有毒副作用，使用不合理会影响人的生命健康。不合理用药，不仅导致病人的病程延长，还会对个人和社会造成严重危害。医药研究人员通过药物研制开发出物美价廉的药物资源，能够满足人们防病治病的需要，确保人人享有健康。

（二）药物研发可促进医学的发展

近年来，我国科技发展迅猛，现代医学发展走上新时代，随着基因技术和健康理念的发展，医学模式正逐渐走向"4P"医学模式，即预防性（Preemptive）、预测性（Predictive）、个体化（Personalized）和参与性

（Participatory）。关于中医中药、癌症防治、AIDS的防治、新冠肺炎的防治等均取得了众多成果。据统计，每年有关药物评价分析的论文约有60万篇。如此众多的药物及其性能和疗效令医务人员难以全面系统的了解，有时过分强调药物有利的一面而忽视了毒副反应危害的另一面，再加上药物的多用、滥用和误用，医疗事故时有发生，这也引起了临床医务人员的关注。目前现代药理学、药化学、药效学等边缘学科知识在临床治疗中发挥了重要作用，这必将促进医药重新结合，有助于解决药物治疗中的问题，从而促进医学的发展。

（三）有利于保持社会稳定

药物是一种特殊商品，它的研制关系到病人的身体健康。药物使用得当，能为人民造福；如果管理失控，则可能给社会带来危害。据美国疾病控制和预防中心公布的数据，美国近年来因服药不慎而中毒死亡的人数不断增加，药物中毒已成为仅次于交通事故的第二大非正常死因。我国要求医院药剂人员在调配处方时，必须认真审查核对，对毒、麻、剧毒药物实行专人管理、专人开方，限制数量，大大减少了药品的流失，也对减少社会不稳定因素起到了积极的作用。

二、药物研制工作中的职业道德要求

（一）要树立勇攀高峰的远大理想

我国的药学发展与防病治病的现实需要很不适应，与世界先进水平相比仍有一定的差距。药物研究工作者应牢记自己崇高的道德责任，要树立勇攀高峰的远大理想，为促进我国新医药、新药学的发展而努力奋斗。药物研究工作者要不断加强自己的道德修养，树立起全心全意为人民身心健康服务的世界观、人生观、道德观。在药物研制中，要做到不畏艰苦、刻苦钻研、实事求是、勇于创新、协同攻关。

（二）要养成严谨求实的工作作风

任何药物在批量生产、投放市场、用于临床前，都要经过研究阶段，药物研究的成熟程度，关系到千百万人的生命安全与子孙后代的健康。药物研制的各个环节必须建立在科学的基础上，实验设计要周密，实验过程中观察记录要仔细，实验资料要完整，实验报告要真实，成果鉴定要实事求是。在药物研制过程中，必须首先进行大量的动物试验，在药物大规模用于治疗病人之前还应该进行对照的临床试验。如果试验的危险性较大，应及时修改试验方案。这是药物研发工作者的职业道德责任。

三、药品生产工作中的职业道德要求

（一）明确药品生产目的

药品是用于防病治病的，要避免由于生产过多而导致的积压、霉变或过期失效所造成的医药资源的浪费。但某些药品生产过少或不生产，则又可能导致药品短缺，影响医疗、防疫和卫生保健工作的需要。因此，药品生产企业要按照计划生产药品，切实做好职工的思想教育工作，使他们明确生产的目的，端正思想，按时按质按量完成计划指标，减少药品生产的盲目性。特别强调的是不能单纯考虑经济效益，更不能一切向"钱"看，要把社会效益放在首位。

（二）切实保证药品质量

只有具备生产药品条件的药厂才可批准其生产药品。设备简陋和条件差的药厂，必须改进和更新生产设备，以尽快达到应具备的条件。由于药物制剂直接用于人体，关系人的生命健康，因此，必须切实保证药品的质量。厂房和生产车间要保持整洁，生产制剂和原料药的车间应设有必要的保暖、通风、降温及"五防"（防尘、防污染、防蚊蝇、防虫鼠、防异物混入）设施，生产无菌制剂的车间必须符合无菌操作要求。要健全药品质量监督体系和有关规章制度，对不合格的原料、辅料绝对不能投产。药品质检人员应忠于职守，秉公办事，认真做好药品检验工作，以切实保证药品质量。

（三）加强药品生产管理

从药厂厂长到车间主任、班组长都要认真履行自己的职责，加强药品生产管理，尤其是易燃、易爆、腐蚀、有毒等材料，要有专门的存放地，防止意外发生。药品存放要注意防潮、通风，以免变质影响药效。定期对工作人员进行健康体检，凡患有传染疾病的人员不能从事药品生产。药品生产要保证质量，不能以伪充真、偷工减料、粗制滥造。对药品宣传要实事求是，不能夸大。凡在报刊、电视、网络上进行宣传的各种药品要上报省、市卫生主管部门批准，不允许在包装上做文章，也不准用生活用品包装或随药附送生活用品等进行诱购，更不得以回扣手段推销假冒伪劣药品。

第二节　药品经营工作中的职业道德

一、药品经营职业道德教育的意义

药品经营职业道德是在药品经营过程中调整药品生产、销售、消费三者关系，调整药品经营者与社会之间关系的行为规范的准则。明确药品经营职业道德，提高药品经营人员的道德素养，对改善经营态度，提高服务质量，保证用药的供应和安全等，都具有十分重要的意义。

二、药品经营的特点

（一）药物商品的特殊性

药物可作为商品进入市场，但药物不同于一般商品，而是一种特殊商品。药物的特殊性首先体现在药物是用来防病治病的，为人民的健康服务。其次，药物具有两面性，任何药物对疾病有治疗作用，但对人体也会产生一定副作用。药物作用于人体，如使用得当，就能起到防病治病的作用；如使用不当、失之管理就起不到应有的作用，甚至会危害人们的健康和生命。最后，药物具有专用性，不能随便使用。药物不是食品，不能随便食用，使用时要对症用药才能收到良好效果。药不对症，胡乱用药，对人不但无益，反而有害。药物既是商品也是治疗的药品，所以药品经营道德也有两重性，即商业道德和医药道德。也就是说，在药品经营过程中，经营人员不仅要遵循买卖公平、讲求信誉等商业道德准则，而且要对人民的健康和生命负责，要讲医药道德。可见，药品经营道德是商业道德和医药道德的有机统一。药品经营人员在营销时必须把人民的健康和安全放在首位。

（二）药物质量的重要性

药品比一般商品具有更严格的质量要求。一般商品可以根据质量的优劣，划分为一级品、二级品、三级品、副品、等外品，依据按质量论价格的原则确定相应的价格，某些残次品可以作为商品在市场上降价销售。药品则不同，质量只有合格与不合格之分。药品经营单位或个人只能依照国家《中华人民共和国药品管理法》的有关规定收售合格的药品，对于不合格药品，即使带来的利润再高，也不能收购或销售。消费者购买一般商品时往往可以从外观判定其质量来加以选择，而购买药品却不能以外表鉴别好坏。所以，这就要求药品经营者必须坚持"质量第一"的原则，把人的健康、安全摆在首位，药品经有关部门检验合格后才能销售。任何人不能见利忘义，倒卖伪劣药品以牟取暴利，危害人民的健康和安全。

三、药品经营工作中的职业道德要求

（一）谨慎出售，服务周到

保证人民用药安全有效是药品销售人员重要的道德责任，在销售中要小心谨慎、认真负责、杜绝差错。如果发生差错，不仅造成经济损失，还可能危及人民的健康和生命。因此，药品经营企业和药品零售单位要配备责任心强、与所经营的药品相适应的药学技术人员，负责药品的检验工作，避免售错药的现象。出售药品时，要严格执行规章制度，反复核对确保药品准确无误。对有配伍禁忌或超剂量的处方，应特别慎重，必要时须经医生更正处方，切忌错发错卖。如发现错发售出，要主动向领导报告并采取应急措施，迅速追回，防止事故发生。过期失效和国家明令禁止使用的以及质量可疑的药品不能出售。

药品销售人员对顾客服务要热情周到，应针对顾客可能遇到的困难和不便，制定多种服务措施，顾客提出的合理要求应尽量满足。在售药过程中还应主动向购药者详细介绍药品的性能、用途、用法、剂量、禁忌和注意事项，以免顾客错用。要关心顾客，以高度的社会责任心体察顾客，了解顾客用药的目的，以防不安全因素出现。药品中的成药要贴上商标和使用说明；原药、饮片则分类包装贴上标签，在配方检药时要核对后方能发出，并在药袋上注明使用方法。

（二）忠于职守，文明礼貌

药品经营人员应忠于职守、坚持原则、秉公办事、廉洁自律，决不利用工作之便谋取私利。对于进口药品要严格把关，禁止疗效不明确、有不良反应、副作用大等危害人民健康的药品入境。坚持质量第一、优质优价。

药品经营人员应文明经商，礼貌待客。经营场所要保持清洁卫生，药品存放要整齐美观，防止污染。药品经营人员衣着要整洁，举止要文雅，尊重顾客，同时要不断加强自身的道德修养，热情待客，文明经销，遵纪守法。

（三）广告宣传，实事求是

药品宣传不论采取什么形式，都必须根据国务院卫生行政部门或者省、自治区、直辖市卫生行政部门批准的药品说明书和有关资料进行宣传。广告、宣传稿件应依法送审，取得广告宣传批文号后才能使用。

药品广告宣传必须做到实事求是，尊重科学。只有广告宣传的内容与药品本身实际相一致，才能让用药者根据具体情况正确合理地使用药物，让人体得到最有效、最安全的防治。药品广告宣传，首先要坚持内容科学真实，如实宣传，不能虚构、编造事实，也不能违背科学性，吹嘘夸大，胡乱吹捧。有的广告抓住人们医病心切或追求健康、安全等社会心理，使用各种诱人词句，欺骗购药者，这是极不道德的。夸大药品宣传会使患者不能正确使用药品，甚至误用药品，以致延误病情。广告宣传内容要准确无误，符合科学原理，表达用语要肯定，不得含糊其词。广告宣传内容还应注意全面性、实用性，要把药品有关疗效的主要试验数据，如成分、药理、功能、主治、用法、用量、禁忌、用药后预计可能出现的毒副反应、价格等内容在广告或说明书中详细说明，这样有利于用药者掌握药品的全面情况，准确、有效地使用药物。

第三节　医院药学工作中的职业道德

一、药剂科工作中的职业道德要求

（一）严格执行药剂工作制度

在调配处方、配制制剂过程中，应当对患者生命安危极端负责，严格执行配方和投料过程的查对制度，对毒、麻、剧药及儿科用药更应仔细、准确，防止差错、事故发生。执行药剂工作制度贵在自觉，要有慎独精神，在独立工作中要确保药品的质量和数量。任何草率行为都将给患者造成痛苦，甚至危害患者的生命安全。

（二）竭诚为患者服务

药是防病、治病、诊病的武器之一，药剂科工作人员是以药品为武器维护人民健康的卫士。患者就医取药，乃为解除身心之病。作为以药品为武器的药剂科工作人员应当急患者之所急，想患者之所想，满足患者之所需要，及时保质保量地为患者提供其所必需的药品。

（三）刻苦钻研药学知识

药剂科工作人员要刻苦钻研药学知识，重视吸取别人的新经验、新理论，不断总结自己的实践经验和教训。同时，要注意克服和防止似懂非懂、满足现状、因循守旧、固执己见的不良思想和行为。还要发扬学术民主、尊重同行、互相学习、取长补短，不断提高全科人员的学术和技术水平。

二、医院制剂过程中的职业道德要求

（一）严格执行药品制剂规范

医院制剂生产中必须按照《中国药典》规定的质量标准选用原料和辅料，如配制中药制剂，其原料应当经过中药品种鉴定、净选，并除去非药用杂物方可采用。对不合规格或规格不明的原料，不任意使用。每种制剂制成之后，必须进行质量检测，以保证制剂使用安全、有效。凡经过检验不符合医用标准者，就不应当用于防病治病。

（二）严格执行技术操作规程

医院制剂生产必须严格执行技术操作规程，每一种制剂的投料、加工、成型、包装等各个程序都应按照规程进行操作，任何偷工减料、粗制滥造都会影响制剂质量，从而影响临床疗效。在制剂技术操作过程中，承担制剂的药学人员应当严格进行卫生保护，保持个人和制剂场所的清洁，科学处理制剂室的废水、废气、废料。

（三）严格保证药物制剂质量

药物制剂是否符合质量标准，不是凭主观臆测或肉眼观察就能明确的，必须通过科学方法来检测。承担制剂质量检测的药剂人员，必须以高度负责、一丝不苟的工作精神，按照药品质量检测技术操作规程，准确无误地实验检测，并实事求是地报告检测结果，决不能用"大概""可能"等词语来报告，更不允许以自己的药检职权谋取私利，伪造制剂质量合格证明书。

三、药房工作中的职业道德要求

（一）体贴患者

药房工作的主要内容是配方和调剂，直接为病人服务。药房工作人员首先应有高度的同情心，对患者体贴入微，为患者提供满意的药剂服务，使其精神愉快，保持良好的精神状态。药房工作人员的时间观念要强，要尽量缩短发药时间，减轻患者痛苦。对待患者亲切热情，说话和气，介绍药物性质和服法时语言准确，不以貌取人，对各类患者一视同仁，特别是对一些文化程度较低的患者更应主动热情，细心交代药物用法及注意事项，以防发生差错。

（二）严谨审方

处方是临床医师辨证（病）论治的记录和医院药剂科（药房）调配用药的依据。药房工作人员从对医师开方及患者用药安全有效负责的角度出发，必须以严谨细致的态度详细审查处方。药房工作人员要彻底了解处方内容，详细核查病人姓名、性别、年龄、药物名称、剂量等是否符合规定要求，推敲处方中是否存在配伍禁忌和不合理用药的现象。如发现问题应立即与医师联系，问明原因，商定解决办法，决不可随意处理。

（三）准确调配

药物调配中剂量要准确，中药调剂不能"一手抓"，凭经验"天女散花"，而应仔细称量。煎药时方法和服法等均应有明确区别和注明，如先煎、包煎、冲服等。化学药品的调配也应按医生开的药名、剂量给药，写明用法，不许随意更改药名和剂量，以免发生用药事故。在调配完后，应全面复核一遍，确无漏配、错配，方可发出。药房工作人员拥有对患者高度负责的精神，才能保证调配的药品准确无误，尽快解除患者的痛苦。

第八章 医学科研工作的职业道德

第一节 医学科研工作中的职业道德

一、医学科研概述

（一）医学科研的概念

医学科研就是利用人类已掌握的知识和工具，以人体和其他生物体为研究对象，用试验研究、临床观察、社会调查分析等方法探求人类生命自身活动的本质和规律及其与外界环境的相互关系，揭示疾病发生发展的客观过程，探寻防病治病、增进健康的途径和方法的探索活动，构成这种活动的基本要素就是问题、试验观察和以创造性思维为代表的理论思维。

（二）医学科研的任务

医学科研的基本任务是认识和揭示疾病的发生、发展和转归过程，提出防治的有效措施和方法，并以此提高医学科学水平，促进人类健康，保证社会安定和繁荣。

（三）医学科研的特点

1.研究对象的特殊性

医学科研的对象是人本身或其他生物体，其研究成果用于人体，关系到人的健康和生命安危。人不仅具有生物学的属性，还具有语言、思维、人际关系等社会属性和精神属性，因此，对人的性质、规律、现象单纯地用生物医学的规律、模式和还原方法难以阐明和解释，还必须用医学心理学和社会医学的规律去说明。某些新技术、新设备、新药品的采用，可能使患者受益，也可能会给患者带来不良后果。因此，医学科研的内容从选题、设计到成果鉴定、应用，均应具有科学的预见性和道德责任。所以，任何一项科研成果的临床应用，不仅要关注近期疗效，还要考虑远期效果；不仅要重视对患者治疗的有益作用，还要注重由此带来的副作用；不仅要预见一般的副作用，更要防止可能发生癌变、畸变等严重后果，要对人们的健康利益负责。

2.研究活动的复杂性

人的生命运动是自然界最复杂的高级运动形式。同样，人的疾病发生、发展和转归也是一个极其复杂的过程。人体的生命活动和疾病发展规律的复杂性，决定着医学科研任务的复杂性和艰巨性。首先，人的个体差异使同一病变在不同人体上呈现出不同的临床表现，个体在形态、生理、精神等方面差异性较大，所处的环境和条件不同，其变异程度就会有区别，同一药物在不同患者体内会产生不同的效果和作用。例如，在少数特异体质的人身上，非那西丁会引起慢性肾病，二硝基酚会引起白内障等。其次，由于人的生命的不可逆性，许多对人体有损害的医学科研手段都要受到严格限制，不能直接在人体上进行试验，必须经过动物试验证实无害后才能逐步过渡到临床试验或人体试验，这就增加了医学科研的复杂性。

3.研究成果的两重性

医学科研是一把"双刃剑"，它有造福人类的一面，也有危害人类的一面。医学科研的利与害，对于人类的影响是直接的，或有益于人类，或给人类带来灾难。因此，一项医学科研成果的效能，不能只在局部范围内验证，而需在大面积人群中得到验证才能推广使用。

二、医学科研中职业道德教育的意义

（一）端正科研动机，激发献身精神

医学科研本身要求医务工作者必须具有高尚的道德品质，因为医学科研的目的是维护和增进人类健康，造福人类。这一崇高目的是激发医务工作者高尚情操的不竭动力，可以引导他们认准方向，奋不顾身，执着探索，不断创新。医学史上许多名医的卓越业绩所体现的正是他们为科学献身的精神和高尚品德。法国的巴斯德为研究狂犬病，不顾个人安危，用嘴从疯狗下颚将毒液一滴滴吸入吸管中，这体现了崇高的科研品质和献身精神，也有力地佐证了只有具备高尚情操才能使医务人员端正科研动机，坚韧不拔，百折不挠，激发勇于献身医学科研的崇高精神。

（二）培养和提高科研能力

医学科研工作者科研能力的培养和提高是多方面的，而良好的科研道德本身就是提高科研能力的重要组成部分。从一定意义上讲，良好的医学道德修养是加强医学科研队伍自身建设的重要方面之一，加强道德修养为进一步提高科研能力提供保障。

（三）促进团结协作的优良作风

医学科研道德是科学研究得以顺利进行的重要保证。当代医学研究的整体性和渗透性越来越强，既有高度综合又有高度分化，医学科研是一项集体创造的活动，许多重大课题的研究需要跨系统、跨学科的许多专业人员通力协作配合，需要集体的智慧和力量。如果没有道德修养、道德准则去规范各方面的行为，调节各种关系，科研活动就难以进行。医学科研工作者只有遵循密切配合的团队协作精神，才能摆正个人在医学科研中的位置，只有谦虚谨慎、互相尊重、互相合作，才能产生强大的凝聚力，使科研活动顺利进行。

三、医学科研工作中的职业道德要求

（一）医学课题研究中的职业道德要求

1.端正科研动机，为人类健康服务

医学科研的根本目的是认识人体生命本质，寻求增进健康、预防疾病、恢复健康、减轻痛苦的途径和方法，提高人类健康水平和生活质量，背离这一根本目的的科研就不符合伦理要求。所以，在医学科研课题的选择方向和伦理价值目标上，研究者不能过分地强调个人的意愿、兴趣、名利，对自己感觉无兴趣、无名利、难突破但国家又急需研究的课题不能弃之不顾。医学科研空白不少而资源经费有限，研究什么课题，应该以人民大众的健康需要为目标，与国家经济发展实际和个人、集体的医学科研实力相吻合。选题是否符合国家、社会和人民的需要及利益，是否符合医学的发展与要求，应当有伦理的评价与分析。对确定研究的课题，要做到有所发现，有所创造，否则就会失去自己的社会价值和伦理价值，甚至误入歧途。正确的科研选题只有具有充分的科学性、社会性、伦理性，才能使医学科研顺利开展。

2.坚持实事求是，一切从实际出发

在开展医学科研之前，要科学、合理地设计科研课题。在医学科研实施阶段，要严格按照设计要求、实验步骤和操作规程进行实验，切实保证实验的数量和质量要求。要认真观察实验中的各种反应，真实地记载实验中的阴性、阳性结果，错了的必须重做，以确保实验的准确性、可靠性和可重复性。客观、准确地进行数据分析。医学科研工作者必须客观、准确地进行数据分析，来不得半点虚假。在实验过程中任何"各取所需"、篡改、伪造数据的做法都是不道德的，甚至是违法的。

3.谦虚与客观地对待科研结果

医学科研中要正确对待成功与失败。科学研究是无止境的，在成功面前要谦虚谨慎、戒骄戒躁。同样，科研工作中的失败也是难免的，在失败面前不可灰心丧气，而是要认真总结经验教训，继续前进。应该看到，许多科学研究在成功之前往往屡遭失败，不少科研成果的问世曾历经磨难。一个献身科学的科研工作者，应该胜不骄，败不馁，永远保持高尚的科研情操。要正确对待科研成果的鉴定和评价，鉴定科研成果应本着实事求是的原则，如实地作出鉴定。当事者要正确地对待别人对自己成果的鉴定和评价，要善于听取不同意见和批评，不应采取不正当的手段来索取别人对自己成果的肯定和赞扬。

（二）医学科研人员的职业道德要求

1.不畏艰难，忘我献身

首先，从事医学科研要有献身精神。医学科研是一种探索未知世界的活动，人们在认识自然规律以前往往可能遭到它的"报复"和"惩罚"，如研究过程中各种细菌、病毒、寄生虫、放射线、有毒物质随时有可能危害医学科研工作者的健康，甚至要付出生命代价。其次，要经得住失败的打击和考验。医学科研是一种探索开拓的过程，真理是在与谬误的斗争中发展的，医学科研人员在科研攻关中遇到挫折或暂时失败是难免的，科学上的失败对后人也是一笔宝贵的财富，可以启发后来的探索者另辟蹊径。最后，要顶得住讽刺、非议的社会压力。任何称得上创造的事物，必定是前所未有的新事物。当它出现之际，人们总是爱用现存的规范评价它，从而给新事物及其创造者带来种种社会压力。有志于作出创造贡献的人才，应坚定自己的科学立场，冲破种种障碍，敢于发明创造。攀登科研高峰要不畏艰险，实现科研理想要勇于奋斗。不畏艰难、忘我献身是医学科研人员的必备品质。

2.团结协作，勇于竞争

竞争是发展医学科技的动力。医学科研领域有激烈的竞争，也需要精诚的合作。参加课题研究的人员，不论其分工如何、技术能力高低，都应团结协作，互相尊重，发扬学术民主精神，这不仅有利于取长补短，而且有利于科研成果的推陈出新。任何一项协作完成的科研成果，都是集体智慧的结晶，必须公平地对待每一个参与的人员。任何剽窃成果、沽名钓誉的行为都是不符合医学科研伦理的。

3.合理保密，互通信息

在医学科研中，交流观点、互通信息，可使有限的人力、物力、财力资源发挥更大的效益。如果医学科研人员违背资料共享的原则，对有价值的原始医学资料，如切片标本、有关病例等垄断封锁，据为己有，将可以共享的资料作为个人追名逐利的工具，这就违背了医学科研的初衷和目的。合理保密是维护自己技术经济权益的重要手段，某些医学科研工作和成果依靠法律在一定时间与一定范围内进行保密，以保护国家、集体、个人的合法权益，是符合医学科研伦理要求的。

第二节　特定医学科研中的道德原则

医学科研是一种探索性活动，其根本目的是维护和增进人类的健康，医学科研道德贯穿于医学科研活动的全过程。人体实验、尸体解剖和基因工程是医学科研中的重要组成部分，这些特定医学科研工作都有其自身的道德原则。如何处理人体实验、尸体解剖和基因工程中的道德问题，对于促进医学科研的发展具有重要意义。

一、人体实验道德

（一）人体实验概述

1.人体实验的概念

人体实验是指直接以人体作为受试对象，用人为的实验手段，有控制地对受试对象进行观察和研究，以判断假说真理性的实践活动。其中受试者可能是病人，也可能是健康人。人体实验的目的是证实或揭示实验物品的原理、作用、不良反应及其在体内的变化规律，从而确定其疗效与安全性。人体实验是从动物实验到临床应用不可取代的必要途径。

2. 人体实验的类型

人体实验根据是否以临床为直接目的，可分为临床性实验和非临床性实验两大类，前者直接与治疗疾病有关，后者多为医学基础理论研究。

人体实验按受试者是否自愿可分为自愿实验和非自愿实验。自愿实验是受试者在一定社会和经济目的支配下自愿参加的实验。自体实验是自愿实验的一种特殊形式。非自愿实验又包括强迫实验和欺骗实验。

人体实验按照实验手段的不同可分为科学的人体实验和非科学的人体实验。科学的人体实验是指有明确的实验目标和充分的动物实验依据，并且实验程序设计科学，充分估计到潜在的危险并做好了相应的预防措施。非科学的人体实验则相反，是草率、不负责任的实验，是应该被坚决禁止的行为。

（二）人体实验的意义

1. 人体实验是医学的起点和发展手段

医学史表明，人体实验古已有之。在人类与疾病作斗争的起始阶段，人们就是通过亲身的尝试、体验来研究各种针药的治病效果。《淮南子·修务训》记载，神农氏"尝百草之滋味"，"一日而遭七十毒"。这说明人体实验与医药的产生有着密切的联系。我国针灸鼻祖皇甫谧为了寻求治愈疾病的针灸疗法，亲身体验酸、麻、胀的针感，获得了宝贵的治疗经验。明代名医李时珍也曾多次品尝各种药物，亲自验证各种药物，为我国医药事业的发展作出了巨大贡献。可见，医学的起点和发展是与人体实验密不可分的，它为医学的发展奠定了科学基础。

2. 人体实验是临床应用之前的中间环节

医学上任何新技术和新药物，不论在动物身上的实验有何等成功，在应用到临床之前，都必须经过人体实验证实它确实对人类无害并有益于某种疾病的治疗，才能在临床上应用和推广。因为动物与人存在着种属的差异，只有通过人体实验，进一步验证其对人的疾病诊治真正有效，而且伤害小，利大于弊，才能在临床上推广应用。否则，就容易对人的身心健康造成危害。

（三）人体实验中的道德问题

1.主动与被动的矛盾

在人体实验中，实验者完全明确实验的目的、要求、途径和方法，在一定程度上对后果的利与害也有所估计，且对可能出现的危害制定了相应补救措施，力争达到预期效果，所以实验者具有主动性。而受试者或因医治疾病的需要，或自愿接受实验，但对实验的目的、要求和方法大多不了解或不太明确，对可能发生的危害亦无相应的措施，因此是被动、盲目的。还有的受试者是受一定的社会因素或经济利益驱使自愿受试，形式上主动，实际上被动。至于非自愿实验，可能是迫于武力或政治压力，受医师的欺骗、胁迫、诱导而参加实验。

2.科学利益与受试者利益的矛盾

科学利益与病人利益，从根本上看是一致的，但在实践过程中又是矛盾的。人体实验自始至终存在着科学利益与受试者利益之间的冲突。人体实验不管是成功还是失败，都具有科学价值。即使失败也可以总结教训，为科学的探索积累经验。成功的人体实验虽然也有利与弊的矛盾，但对受试者有利，表现为科学利益与受试者利益的一致性。而失败的人体实验，总是损害受试者的利益。实验者应坚持受试者利益第一的原则，实验之前应精密设计，充分估计可能出现的情况，并且有相关的安全措施；只顾"科学"利益，而忽视受试者利益，是不符合道德要求的，也是不允许的。

3.利与弊的矛盾

利与弊对立统一且可以互相转化。一种新药、新仪器设备或者新疗法给患者带来了损伤，甚至死亡，这是害。但由此吸取教训，对新药物、新仪器设备或新疗法进行改进，又变弊为利。对患者无伤害是医学道德的基本要求。因此，人体实验中要很好地权衡利与弊，把对受试者的伤害减少到最小。

4.医学价值与社会道德的矛盾

一般来说，具有医学价值的实验是符合社会道德的。但是，由于受传统习俗的思想观念影响和制约，具有医学价值的人体实验与社会道德具有矛盾性。要解决这一矛盾，只有加强人体实验科学性的宣传教育，以促进旧的思想观念转变。当然也不能忽视人们思想道德水平的可接受性，强硬地开展某些实验。

（四）人体实验中的道德原则

1.维护受试者利益原则

维护受试者利益是指在人体实验中要保障受试者的身心安全。医学研究旨在维护和增进人类健康，但不能为了一部分人的健康而有意地损害另一部分人的健康。《赫尔辛基宣言》指出，在涉及人类受试者的医学研究中，对人类受试者安康的考虑应优先于科学和社会的利益。无论人体实验程序有多复杂，技术操作难度有多大，都要始终把人类健康和维护受试者的利益放在第一位，决不能只顾医学科研的某些需要或其他种种社会影响而牺牲受试者的根本利益。实验者必须把应有的科学责任感和伦理责任感贯穿到整个人体实验的全过程之中，体现出对受试者及其利益的尊重。

2.知情同意原则

知情同意是指向受试者告知实验的各种情况后，受试者自愿确认其同意参加该项实验的过程，以签名和注明日期的知情同意书作为文件证明。同意是以知情为前提，以自愿为条件的。1946年的《纽伦堡法典》明确规定：受试者的自愿同意绝对必要。知情同意是受试者的合法权利，受试者应该处于自由选择的地位，不受任何势力的压制或强迫；在他们对实验项目有充分的知识和理解并足以作出肯定决定之前，必须让他们知道实验的性质、期限、目的和可以预料的不便和危险。知情同意原则反对欺骗和强迫，鼓励个人斟酌，作出理性的选择。我国《执业医师法》规定：未经患者或者家属同意，对患者进行实验性临床治疗的，要承担法律责任。患者可在任何时候拒绝或退出实验，决不能影响对患者原有的正常治疗。这样做不仅遵守了国际通用的医学法规，保护了受试者的健康利益，还尊重了人的基本权益和尊严。

3.科学性原则

实验设计必须严谨，实验前必须充分了解有关资料，实验程序的设计必须有科学的说明等。人体实验必须以动物实验为基础，在动物实验获得了充分科学依据之后，确认某种新药、新技术对治疗某种疾病有效，并对动物无毒无害，方可在人体上实验。对于不治之症或垂危病人，在无有效疗法的情况下，为了挽救病人的生命，在病人或家属同意的前提下，可考虑用未经动物实验的新药、新技术进行实验性治疗。人体实验的过程要适当，一般要经过理论探讨、动物实验、健康人实验和临床病人实验等过程。

4.实验对照原则

实验对照原则是科学性原则的特殊要求，它是医学科学发展的需要。人体实验既受实验条件和机体内在状态的制约，也受社会文化、心理、习俗等因素的影响。设置对照组，进行科学对照，是消除偏见、正确判断实验结果客观效应的需要。常用的对照方法有空白对照、实验对照、标准对照、自身对照、相互对照和历史对照等。在进行对照实验时，要特别注意对照组和实验组的齐同性和可比性。具体要求包括采取"随机化"分组，将不同年龄、性别、民族、文化、社会地位等的受试者随机分到实验组或对照组。注意使用安慰剂对照，可以排除主观感觉和心理因素等偏因对实验结果的影响。正确使用双盲法，在使用安慰剂对照的情况下，使受试者和实验观察者都不知道到底是谁使用了安慰剂，谁使用了药物，以便最大限度地避免各种主观因素的影响，保证实验结果的科学性。

5.医学目的原则

人体实验的目的必须是研究人体的生理机制和疾病的原因、机制，改进对疾病的诊断、治疗和预防措施，致力于促进医学科学的发展和改善人类生存的环境，造福人类。人体实验使医学知识建立在科学技术之上，对于医学的发展和人类的健康有重要意义。人体实验的目的必须与有利于防治疾病、促进健康的医学目的相一致。那种以科研为名，为个人私利或某集团的利益而进行的任何离开医学目的的人体实验都是不符合伦理规范的，是不被允许的。因此，开展人体实验之前，必须严格审查其是否符合医学目的。

二、尸体解剖道德

（一）尸体解剖概述

1.尸体解剖观念的历史演变

我国古代是一个封建礼教国家。《孝经》云："身体发肤，受之父母，不敢毁伤，孝之始也。"在人们看来，解剖人体是大逆不道的，甚至医学界也以解剖人体为耻辱，致使解剖学在我国相当长的一段时间里得不到应有的发展。在西方，由于封建社会的神权统治，人体解剖在很长一段时间也被视为禁区。近代医学解剖给了人们新的人体科学认识，尸体解剖可以使医生不断积累临床经验，提高医疗技术水平，促进医学教学与科研的发展。国外一些医学较发达的国家一般尸解率达50%，有的高达85%，甚至接近100%。

2.尸体解剖的类型

尸体解剖主要分为普通解剖、病理解剖和法医解剖三种。

普通解剖限于医学院校和其他有关教学、科研单位的人体学科在教学和科学研究时施行。下列尸体可收集做普通解剖之用：死者生前有遗嘱或家属自愿供解剖者；无主认领的尸体。

病理解剖限于教学、医疗、医学科学研究和医疗预防机构的病理科施行。凡符合下列条件之一者应进行病理解剖：死因不清楚者；有科学研究价值者；死者生前有遗嘱或家属愿供解剖者；疑似职业中毒、烈性传染病或集体中毒死亡者。

法医解剖限于各级人民法院、人民检察院、公安局以及医学院校附设的法医科施行。凡符合下列条件之一者应进行法医解剖：涉及刑事案，必须经过尸体解剖始能判明死因的尸体和无名尸体需查明死因及性质者；急死或突然死亡，有他杀或自杀嫌疑者；因工、农业中毒或烈性传染病死亡涉及法律问题的尸体。

（二）尸体解剖的意义

1.尸体解剖是医学发展的重要条件和基础

医务人员对患者进行诊疗首先必须清楚人体的结构，而搞清人体的结构需要借助尸体解剖；搞清药物的作用机制和其他一些治疗方法及治疗作用，也需要借助尸体解剖；病人出乎意料地死亡，为查明原因，吸取教训，改进诊断和治疗方法，也需要借助尸体解剖。可见，在一定意义上讲，没有人体解剖学的发展，就没有医学的发展。

2.尸体解剖可以验证临床诊断，总结医疗经验

临床诊断是对患者进行合理有效治疗的依据，但能否做到诊断正确无误，需要医务人员通过总结大量的临床经验才能做到，其中尸体解剖就是一个重要的手段，不少病例只有通过尸体解剖才能最终确定。

据国内外报道，临床诊断和病理解剖诊断的完全符合率，一般只能达到75%左右，大约有25%的临床诊断不完全准确，甚至误诊，而病理解剖诊断一般是准确的。因此，通过病理解剖，可以使医生不断积累临床经验，提高诊疗水平。

3.尸体解剖可以为研究和防治疾病提供依据

在医学发展史上，许多医学科学的新发现都是通过尸体解剖才获得的。在我国，血吸虫病曾在长江流域广泛流行，在病因未搞清之前，长期

被误诊为"长江热"，直到1922年在长沙首次发现了犬血吸虫病的病理变化，之后经过大量尸检和动物实验研究，才认识到日本血吸虫病在我国的流行和危害性。此外，尸体解剖可以发现或认识某些药物引起的医源性疾病，如大剂量皮质激素的应用可导致肾上腺皮质发生萎缩。

4.尸体解剖有助于明断是非，妥善解决医患纠纷

尸体解剖有助于查明临床意外死亡或猝死病人的死因，以妥善解决好医患矛盾。《医疗事故处理条例》第十八条规定："患者死亡，医患双方当事人不能确定死因或者对死因有异议的，应当在患者死亡后48小时内进行尸检；具备尸体冻存条件的，可以延长至7日。尸检应当经死者近亲属同意并签字。尸检应当由按照国家有关规定取得相应资格的机构和病理解剖专业技术人员进行。承担尸检任务的机构和病理解剖专业技术人员有进行尸检的义务。医疗事故争议双方当事人可以请法医病理学人员参加尸检，也可以委派代表观察尸检过程。拒绝或者拖延尸检，超过规定时间，影响对死因判定的，由拒绝或者拖延的一方承担责任。"

5.尸体解剖可以促进科研活动和加速人才培养

尸体解剖本身就是一项重要的科研活动，所以尸体解剖既可以促进科研活动进一步深入开展，又可以加速人才的培养，使医学生和医务工作者通过尸体解剖学到许多知识。

（三）尸体解剖中的道德要求

1.目的纯正，理由得当

尸体解剖必须用于医学目的和法律目的：普通解剖为教学服务，有助于培养医学生和促进教学研究，符合社会道德要求；病理解剖为医疗和临床研究服务，查清疾病发生发展的规律，总结疾病的病理变化、死亡机理，有利于深化医学对疾病的认识，具有广泛的社会道德价值，符合社会道德要求；法医解剖为社会司法服务，自古以来就成为社会习俗，它对维护法律严肃性和社会秩序的安定，判断死者的死因、性质、身份等都有重要意义，且涉及法律上的量刑定罪，符合社会道德要求。

2.贯彻知情同意原则，办理必要手续

尸体解剖应当在征得死者生前或死者亲属许可并办理了合法手续后再进行。我国卫生部1979年发布的《解剖尸体规则》第三条规定：解剖尸体必须经过医师进行死亡鉴定，签署死亡证明后，方可进行。反之，如果不经死者生前或死者亲属同意且又未办理合法手续或经特定部门批准而进行的尸体解剖或摘取器官的行为，是不合乎道德的。但是，在特殊情况下，为了医学目的，经过特定或有关部门的批准，也可以进行尸体解剖。有的即使死者生前或死者家属表示不同意，也可以进行尸解，例如疑似职业中毒、烈性传染病或集体中毒死亡者。这是社会长远的和全局利益的需要，是符合道德规范的。

3.严守操作规程，尊重爱护尸体

解剖人员要爱护和尊重尸体，对尸体的尊重，就是对死者的尊重；对死者的尊重，就是对人格尊严的维护。在具体操作上要保持科学性，切口要规范，留取标本要考虑到保持尸体外形完整，缝合要符合要求；操作要严肃，不可随便摆弄、乱切、乱放尸体，不可有嬉闹言行；尸检术毕要给尸体着装，佩戴好原饰物，对其贵重物品登记保管并向死者家属移交。这些内容既是尸体解剖的技术规范，也是道德要求，遵循这些道德要求进行尸体解剖，是人类认识自身的有效途径，也是人类文明不断进步的标志。

4.宣传新观念，扩大尸体来源

医务工作者应在社会人群中宣传尸体解剖的社会意义，引导社会成员破除传统心理和观念的影响，愿意在死后将遗体捐献给医学事业。特别是随着器官移植工作的开展，器官的供求矛盾日益突出，尸体器官已成为器官移植的最重要来源。所以，宣传新观念，转变人们的观念，是解决尸体短缺、器官短缺的重要环节，也是医务工作者的社会责任。

三、基因工程道德

（一）基因工程的概念

基因工程是指应用现代化的生物科学和遗传学技术，对基因进行操纵或改造的科学工程，包括人类基因组研究、克隆技术、胚胎干细胞研究、生殖技术等。基因工程是一项严肃的科学实践，通过基因工程可以提高疾病诊断水平，改进治疗和预防措施，进一步探索发病机理，对于医学的发展、造福人类具有重要意义，而且在提高人类生命质量方面具有广阔的应用前景。

（二）基因工程中的道德原则

1.尊重原则

在基因工程技术的应用中，应该对胚胎、受试者、遗传病患者、残障人及相关的所有人采取平等的尊重态度，这是对生命的尊重。同时，也要尊重受试者的自主权，人类遗传信息与人体器官一样是个人财富，任何人想要以不正当的目的和手段取得它，都是不道德的，也是不被允许的。即使是为了促进人类共同的福利，如克服某些严重遗传疾病，也要事先取得当事人的同意才可以获取这些遗传信息。

2.安全原则

基因工程技术应用会带来不可避免的损害或代价，应该使这些损害或代价减少到最低限度，同时受益和代价应该尽可能公平地分配到人群中。安全原则是对实验对象安全的保证，同时是对全人类安全的保证。在实验中必须采取充分的安全措施，以保证受试者身体上、精神上受到的不良影响减少到最低限度。实验过程中一旦出现意外风险，威胁到受试者的生命安全，实验就应该立即中止。

3.保密原则

当科学可以在基因上揭示人与人的不同，人类的隐私就扩展到基因的层面。保密原则具体表现在基因治疗中，医务人员应尊重患者的隐私权，保守遗传秘密。未经患者同意，医务人员不得向学校、企业、公司、保险机构等单位公开或泄露患者的 DNA 信息，保密的目的在于防止基因歧视，维护患者的隐私权。同时，医务人员应谨慎地解释有关基因与疾病相关的遗传信息。否则，不恰当的医学解释将会给携带疾病基因但又不会生病的人带来不必要的精神负担。

第九章 医院管理工作的职业道德

第一节 医院管理道德概述

一、医院管理道德的含义

医院管理道德是指医院管理工作中调整科室与科室、医务人员与病人、亲属以及医务人员之间关系的行为准则和规范，是医院管理人员必须遵循的道德责任、道德原则和道德要求。它既伴随着医院管理工作的发展而逐步完善，又反过来推动着医院管理工作水平的不断提高。

随着现在医学模式的转变以及人们对疾病与健康概念认识的深化，医院的功能已逐渐从单纯的诊护病人向疾病的预防和康复方面发展，医疗、教育、科研、预防和社区卫生保健服务成为医院工作的五大任务，而要完成这些任务，就需要加强医院管理，需要医院各科室之间、医务人员之间团结协作，共同奋斗。如果把医院比作一部机器，各个科室、人员就是机器上的各个零件，这部机器要想正常运转，就需要医院管理道德这个润滑剂。

二、医院管理道德的作用

医院管理是以医德为导向，以医术为基础的科学管理。医院建设的重要任务之一就是培养一批技术精湛、道德高尚的医务工作者队伍，以保证医院的生存与发展。加强医德教育，提高医务人员的道德素质，是医院管理的基础性工作。

（一）良好的医德是医院管理的基础

医院管理在于实现医院的人、财、物以及时间、空间、信息等各要素的最佳组合和合理流通，以达到调节和激励医务人员的积极性，取得最佳的效果。要实现对医院的科学管理，需要依靠有效的管理手段，更需要医院管理人员具有优良的医德修养。一方面，全心全意为人民的健康服务是医学道德基本原则的核心内容，它明确了医疗卫生工作的出发点和根本宗旨。医院管理必须以医德为基础，在提高管理者职业道德素质的同时，也要提高医疗工作者队伍的整体职业道德素质。另一方面，提高医院各级各类人员的职业道德修养，激发他们的工作积极性、主动性、创造性，使之尽职尽责高效率地工作，为病人提供良好的医疗服务，这是医院管理的基础和重要内容。只有医务人员的道德信念与医院管理一致，医务人员才会自觉遵循病人第一、信誉第一的原则，严守纪律，忠诚医疗事业，对工作认真负责，承担其职业道德义务，医院才会有高水平的医疗服务和良好的工作秩序。可见，医院管理道德贯穿于医院管理的各个环节，良好的医德是医院管理的基础。

（二）良好的医德是提高医疗质量的保证

医院的服务对象是病人，医院的各项工作都是围绕着提高医疗质量而进行的，医疗质量是医院管理的核心和主要目标，也是衡量医院管理水平的重要标志。医院的医疗质量涉及因素虽多，但主要取决于两个方面的因素，一是医务人员掌握精湛的医疗技术和医院具有必要的仪器设备等诊治条件；二是医务人员必须具有良好的医德，对病人认真负责，对技术精益求精。医疗技术和医疗设备是提高医疗质量的物质基础，医德医风是提高医疗质量的精神力量，两者密切联系。事实证明，高尚的医德不仅对医务人员起到约束作用，而且是提高医疗质量的强大动力。高尚的医德能激励医务人员一切为病人着想，千方百计地为恢复病人的健康作出努力；在运用医疗技术为病人服务时，总是力争取得最理想的效果，尽可能避免诊断和治疗工作中的差错和事故；对于疑难杂症勇于探索，敢于实践，敢于打破旧框框；在疾病诊治的困难和风险面前，不计较个人得失，认真负责，努力提高医疗水平和医疗质量。同时，医务人员具有高尚医德，还可以使病人减少顾虑，产生信任感和安全感，增加战胜疾病的信心，增强治疗疾病的效果。可见，良好的医德修养是保证医疗质量的重要条件。

（三）良好的医德是执行医院规章制度的保证

医院的有效管理和各项工作的正常运转必须依赖各项规章制度的贯彻和实施以及医院医德医风的建设。各项规章制度是医院工作人员的行为依据，医务人员良好的医德修养是一心赴救、认真贯彻执行医院规章制度的重要保证。良好的医德是医务人员贯彻执行规章制度的内在动力，严格按规章制度办事是医务人员应尽的义务，也是医务人员的内心信念和自觉行动，有利于抵制各种不正之风。医务人员自觉主动执行医院规章制度，有利于维护医院规章制度的严肃性和权威性，维护医院正常秩序，保证医疗工作的高效率、高质量，防止医疗差错事故的发生，使医院管理走上规范化的轨道。

（四）良好的医德是协调医院人际关系的纽带

医院是一个多系统、多层次的有机整体，它的正常运转依靠各部门的有机结合和协调。医院管理者的责任就是在医院内外建立起一个团结协作、保障及时、运转科学的医际关系，把医院各部门和全体职工的积极性充分调动起来，大家密切配合，团结协作，以病人为中心，做好医院各项工作。这种协调除了需要合理的规章制度外，还必须协调好医务人员之间和各科室之间的关系，使之相互协同合作，共同提高服务质量。但在实际工作中，由于各自的任务不同、岗位不同，常会出现一些矛盾，影响工作的顺利进行。因此，医院管理者一方面应通过医德教育加强医德医风建设，使医务人员懂得相互支持、亲密合作是高尚医德的体现，消除彼此间的矛盾和误会，为病人提供优质的服务，提高医疗质量；另一方面要充分认识医院各科室各类医务人员的工作特点和作用，贯彻执行各项规章制度和医德规范，协调好各类医务人员之间的关系，解决矛盾，使医院内所有医务人员在提高医疗质量的总目标下，共同协作、团结一致、尽职尽责、科学有序地做好医疗服务工作。

第二节　医院管理工作中的职业道德

一、医院管理工作中的职业道德原则

（一）坚持以人为本的原则

以人为本的医院管理，是以信任人、关心人、理解人、培养人为基础，追求人与技术设备的有机结合，培养每个医务人员的责任感、参与意识和服务意识。以人为本是现代医院管理最基本的道德要求之一，医院对内要为员工负责，对外要对病人负责，一切都要以人为中心，充分调动人的积极性（包括医患双方的积极性），协调人与人之间的各种关系。坚持以人为本的原则，要求医院管理者树立主体人的观念，尊重人才、培养人才，满足医务人员的需要。首先，医院管理要满足医务人员生存和发展的需要。具体来说就是要改善医务人员的工作环境，及时解决他们的实际困难，让他们全身心地把精力投入医疗工作中去。其次，医院管理要满足医

务人员感情需要和社会需要，尊重医务人员的人格及其主体意识，激发和保护医务人员的创造潜能，强化医务人员的主人翁责任感。医院管理者要认真听取并积极采纳医务人员的合理化意见和建议，改进医院管理，促进医院发展，使每个职工个性的主体意识与医院的发展建设协调一致。

（二）坚持医疗质量第一的原则

医疗质量关系到病人的生命安全和身心健康，是检验和衡量医院医疗工作质量的重要标准，也是维系医院生命的关键所在。不断提高医疗质量，是医院管理永恒的主题，也是医院管理所追求的道德目标。医疗质量具有时间性、安全性和效应性三个特点。医务人员在诊疗过程中应尽量做到缩短疗程，缩小损耗，提高疗效，这是提高医疗质量的主要内容。医院管理要坚持以提高医疗质量为核心，建立健全各项管理制度，如首诊负责制度、二级医师查房制度、疑难病例讨论制度、会诊制度、危重病人抢救制度、病历书写基本规范与管理制度等。同时，还必须建立和完善医疗质量和安全的控制体系，加强对医务人员的医德教育，强化医疗人员的责任意识，实现医德建设与制度管理的有机融合，严防发生医疗事故，保障医疗安全，提高医疗服务的安全性和有效性。

（二）坚持以病人为中心的原则

医院管理的主体是医务人员，客体是患者，医院一切工作的基本内容都是以患者为中心的，为患者服务，方便患者。患者愿意找名医看病，名医之所以能取得患者的信任，一靠技术，二靠医德。调查资料显示，约70%的门诊患者和几乎100%的住院患者是以自己的就医感受来评价医务人员和医疗卫生单位的。因此，患者对医院和医务人员能否信得过，取决于患者在治疗和康复过程中的感受是否良好。患者利益至上，就是要以患者为中心，以患者的正当利益为出发点。首先，医院管理工作应着眼于患者利益，使患者在医院得到良好的治疗和热情的服务。其次，建立良好的医患关系，赢得患者及社会各方面的理解和支持。最后，做好挂号、划价、收款、取药等"窗口"的工作，对这些部门的工作人员进行经常性的职业道德教育；改变不方便患者的就医程序，修订不符合患者需求的工作制度，采取综合措施，优化服务流程，简化服务环节，缩短患者预约、等候、检查、取报告的时间，努力解决患者就医难的问题，为患者提供良好的就诊环境和人性化的服务，使"以患者为中心"的服务理念落实到实际的医疗工作中去。

（四）坚持社会效益首位的原则

医院是具有一定公益性、福利性的事业单位，是以治病救人、保证人民健康为己任的服务机构。医院的社会效益主要通过不断提高医疗质量和服务水平以满足社会对医疗卫生保健的需求，维护人民的身心健康来实现。因此，医院管理工作中，必须正确处理经济收益和社会效益的关系，始终把社会效益放在第一位。医院的经济收益和社会效益并不是对立的，而是相互联系、辩证统一的。当经济效益与社会效益发生矛盾时应以社会效益为前提，决不能以损害社会效益来谋求经济效益。当一个医院具有优质的服务和良好的社会效益时，必然能赢得病人的信任，并带来良好的经济效益。只有树立良好的医院管理道德思想，正确处理社会效益与经济效益的关系，把社会效益作为追求的目标，才能保证人民的健康，促进社会的稳定。

二、医院管理工作中的职业道德要求

（一）业务内行，忠于职守

医院管理人员必须有真才实学，懂得现代管理学，有科学的工作方法和开拓进取的精神，能够适应现代医学的发展和人民健康需要的发展。随着医学迅速发展，新的医学模式的出现和发展使医学为人类服务的领域更宽，服务的质量更高，服务的形式更加多样。这在客观上要求医院管理者必须钻研医学技术和管理知识，精益求精，不断学习新理论、新技术、新方法。医院管理者要以身作则，不畏艰难，敢于负责，忠于职守，不遗余力地为人民服务。一方面，要模范执行党和国家的方针、政策、法令，做遵纪守法的表率；另一方面，要把党和国家的方针、政策、法令贯彻到医院各项工作中去，化为全体医务人员的实际行动。

（二）任人唯贤，办事公正

医院管理人员必须尊重人才，爱惜人才，正确地使用人才。首先，医院管理人员在选拔、任用医务人员时，要坚持任人唯贤、德才兼备的原则，做到知人善任、人尽其才，不能求全责备，更不能嫉贤妒能。其次，医院管理人员要注意提高医院各类医务人员的业务水平，使每个医务人员都能发挥自己的聪明才智，在各自的岗位上为医院工作作出贡献。最后，医院管理人员要做到奖罚分明，对医德好、工作成绩突出的医务人员要给予表彰和奖励，对工作不称职者也要有批评和惩罚。医院管理人员如何行使手中的权力关系重大。因此，办事公正是医院管理人员应遵守的道德要求，是医院管理道德的基本点。医疗卫生工作中的公正问题一直是一个备受关注的问题。医院管理人员的公正品质对全院医务人员的影响是非常重大的，医院管理人员自身做到公正，才能公正管理。因此，医院管理人员要加强自身道德修养，克己奉公，做出表率，以自己的言行影响医务人员。同时，医院管理人员在管理工作中要敢抓敢管，赏罚分明，否则，容易引起医务人员的反感，使医院失去应有的凝聚力。

（三）民主管理，群策群力

民主管理医院，不仅是社会主义医院性质所决定的，也是医院管理人员道德修养的重要内容。目前我国医院实行的院长负责制要正确处理好以下三方面的关系：一是处理好与党委的关系，医院管理人员要尊重医院党组织，接受党组织的监督，与党组织统一认识，同心协力做好工作，充分发挥基层医院党委、支部的监督作用。二是健全民主管理制度，充分发挥工会组织和职工代表大会在审议医院重大决策时的作用，履行监督行政领导和维护医务人员合法权益的职责。三是坚持"从群众中来，到群众中去"的群众路线，要善于听取和集中群众意见，善于通过计划、指挥、组织等协调活动，把全院医务人员的积极性调动起来，鼓励大家团结一致，共同为实现医院管理目标而努力。

（四）勤政廉洁，遵纪守法

勤政廉洁是业务管理道德的立足点。医院的行政管理人员只有为人民服务的义务，没有搞特殊化的权利，任何时候、任何情况下都不能把个人利益置于国家和人民的利益之上。医院管理人员要带头贯彻执行国家医疗卫生工作的方针政策，带头遵守医院的各项规章制度，全心全意办好医院。在运用手中权力处理问题时，必须作风正派、公正无私，在处理个人同医院、病人的社会关系时，必须以病人的利益、人民的利益为重。医院管理人员应廉洁奉公，不以权谋私，要求别人做的，自己首先做好，要求别人不做的，自己坚决不做，这样的管理者才能取信于民，才有说服力。医院管理人员还应经常性督促医务人员执行医院各项规章制度，对于执行得好的医务人员要给予表扬和奖励，对于违反纪律和法律、违反医院规章制度的医务人员，应坚持原则，根据其性质及情节轻重，给予批评或适当的处分和惩罚。

（五）加强管理，履行社会责任

医院是治疗疾病的重要场所，同时也是有毒有害和传染性的污水、污物比较集中的地方，如果处理稍有不慎，就会成为疾病的感染源，影响到社会人群的安全。因此，医院管理人员应从医德的高度出发，妥善处理医院排出的各种污物，积极做好污水、污物处理的各项工作，防止环境污染危害社会人群的健康。

预防为主是控制和消灭可能致病的因素，减少疾病，提高健康水平，提高生命质量和生活质量的有效措施。医院管理人员必须充分认识到预防工作的重要性和发展趋势，首先，在思想上牢固树立预防为主的观念，克服"重治轻防"的思想；其次，把预防为主落实到医院管理的各项工作中去，并且保证预防经费的投入，制定预防和控制疾病的规划等；最后，加强医院的预防管理，预防医疗事故，预防院内感染，做好三级预防工作，对于疾病争取做到早发现、早治疗，尽量避免并发症，把防和治有机结合起来。

此外，医院管理人员不仅要重视院内各项工作任务的完成，而且应当履行医院所承担的社会道德责任，如在完成治疗任务的同时，给予病人有关健康保健或预防疾病复发的康复指导，积极组织医务人员完成社会救护和急救任务等，最大限度地利用和发挥现有医疗卫生资源的作用，更好地为社会服务。

第十章　医学道德实践

第一节　医德教育

医德教育，就是对医务人员进行的有组织、有计划地传授医德原则和规范的系统教育活动。它是医德原则和医德规范转化为医务人员个体道德品质的重要途径之一。医德教育的目的是培养和提高医务人员的医德品质，增强他们履行医德原则和医德规范的能力和自觉性。医德教育的导向与医务人员医德品质的形成和完善相一致。医德品质是一定的医德原则和医德规范在医务人员个体思想和行为中的体现，是医务人员在日常医疗活动中表现出来的比较稳定的道德特征和倾向。医德品质包括医德认识、医德情感、医德意志、医德信念和医德习惯五大因素。这些因素反映了一定的医德原则和医德规范，并最终通过医德行为表现出来。医德教育就是通过循序渐进的熏陶教化使医务人员掌握系统的医德理论，提高医德认识，培养医德情感，增强医德意志，树立医德信念，养成医德习惯的过程。

一、医德教育的过程

医德教育的过程就是医德品质的形成过程，也就是医德认识、医德情感、医德意志、医德信念和医德习惯这五大因素逐渐确立和形成的过程，具体包括以下几个环节：提高对高尚医德的认识，培养高尚医德情感，增强高尚医德意志，树立高尚医德信念，养成良好医德习惯。

（一）提高对高尚医德的认识

医德认识是对医德价值的认识。医德教育首先必须使医务人员了解和认识医德原则和医德规范，知道什么是善，什么是恶，明确医疗卫生工作在整个社会生活中的地位和作用，自觉接受医德原则和医德规范的要求，从而正确选择医德实践的方向。

（二）培养高尚医德情感

在医德认识的基础上，培养相应的医德情感。医德情感是医务工作者对周围事物、自身以及自身行为活动是否符合医德行为准则而产生的情绪体验。医德情感表现为对病人的同情、对自己所从事的事业的热爱以及从工作中感受到的荣誉感和幸福感。培养医德情感的关键是懂得自身工作的意义和价值，树立工作的荣誉感和幸福感。

（三）增强高尚医德意志

医德意志是指在履行医德义务时自觉克服各种困难和障碍的毅力和能力。医德意志是医德品质形成的关键环节。如果没有坚强的意志，就不能在医德实践中克服困难，战胜邪恶和私欲，就会导致医德实践活动半途而废，也就无从形成理想的医德人格和品质。

（四）树立高尚医德信念

医德信念是指医务人员对医德原则和医德规范的正义性的笃信以及由此产生的履行相应道德义务的强烈责任感。树立和增强医务人员的医德信念是医德教育的中心环节。这个环节是以上面三个环节为基础的，只有认识正确、情感深厚、意志坚强，才能形成坚定的医德信念。

（五）养成良好医德习惯

行为习惯是指一贯、稳定、习以为常的行动模式。养成良好的医德习惯是医德教育的目的和归宿。因此，医德教育要重视行为的训练，培养良好的行为习惯。

总之，在培养医务人员道德品质的过程中，医德认识是前提和依据，医德情感和医德意志是必备的内部条件，医德信念是核心和主导，医德习惯是行为的自然持续，医德实践则贯穿医德教育向医德品质形成过程的始终。

二、医德教育的特征

医德教育的过程是复杂的，并不是五大因素的简单组合和五个环节的简单排列，而是具有以下几个特征：

（一）医德教育的起点具有多层次性

医务人员因所处的环境不同、生活经历不同和接受的教育不同，表现出医德水平的不平衡。因此，在医德教育中就需要不同情况不同对待，选择最急需解决又最能奏效的环节作为医德教育的起点和开端，因人、因时、因地施教，分层培养。对医学生应从提高医德认识入手；对意志薄弱的医务人员应注重锻炼其医德意志；对知而不行的医务人员应该加强实践锻炼，促使其实现知行统一；对已经初步具有良好医德的医务人员应教育他们树立崇高的医德理想。

（二）医德教育各环节具有同时性

医德教育的五个环节是相互联系、相互影响、有机整合的。医德认识提高的同时，也伴随着好恶情感的加深；履行医德义务时克服困难和障碍，必定同时加深医德认识和感情。为此，我们进行医德教育就不能单纯地从某一方面施加教育和影响，而应该从多方面着手；同时进行五个环节的训练，使它们相互促进，才能收到良好效果。

（三）医德教育的进程具有渐进性

医德教育是一项系统工程，绝不是通过一次性教育就可以完成的，这就需要教育者十分耐心。医德品质的形成是一个渐进的过程，它的质的飞跃是建立在平时不断积累的基础上。因此，进行医德教育不可操之过急，不轻视道德上任何细微的进步。

（四）医德教育具有很强的实践性

医德品质的形成不是一个单纯教育的过程，更重要的是一个反复实践的过程，必须引导受教育者自觉地践行医德义务，把医德理论转化为医德实践。医德教育离开了实践，必然会成为空洞的说教。

三、医德教育的内容

医德教育的目的是培养医务人员的医德品质，因而凡是有助于医务人员良好医德品质形成的一切教育活动都可以看作医德教育的内容。在系统的医德教育中，以下三个方面是不可缺少的基本内容。

（一）医德基本理论和实践教育

基本理论和实践教育主要是从医德的理论体系方面来讲的。医德基本理论教育就是要阐明医德的理论、原则、规范和范畴。这些内容是医德教育的基础内容。通过对这些内容的学习，医务人员可以从总体上掌握什么是医德，为什么要学习医德，怎样把握医德的内容，如何实践医德等基本问题。

实践教育就是要阐明医疗卫生系统各个领域的一般道德规范和具体道德规范。一般道德规范包括医患关系道德规范，医际关系道德规范，医务人员医德教育、医德评价和医德修养等；具体道德规范包括诊断治疗道德、护理道德、医学科研道德等。实践教育内容实际上是医德的基本原则、规范和范畴在医疗卫生系统各领域的运用和展开，它是针对医务人员的具体业务和岗位特点而进行的道德教育。阐明这些具体领域的道德规范，可以使医务人员在医疗实践活动中懂得什么是善，什么是恶，明确医德规范提倡什么，反对什么，进而把医德规范内化为职业道德信念，养成职业道德行为习惯。

（二）医德优良传统和新的医德观念教育

医德传统教育就是要阐明医德的形成基础、历史发展和主要内容，特别是优良医德传统。医德传统教育可以使医务人员了解和掌握医德的优良传统，使宝贵的医德财富在医务人员中一代一代传下去，并引导人们在新的历史时期更加自觉地继承和弘扬医德传统，履行医生的职责。新的医德观念教育是现代医学科技发展中医学道德面临的新课题，是医德教育中富有时代特点和现实针对性的内容。新的医德观念教育可以使医务人员建立新的医德观念，以便在医疗实践中正确地处理面临的一系列现实医德问题。

（三）典型事迹和案例教育

典型事迹和案例教育是医德教育的重要内容和有效方式，特别是在充分体现医德规范性方面有明显优势。典型事迹教育就是发挥医疗卫生战线上的先进模范人物及其事迹的教育感染作用，用榜样的事例宣示医德，用榜样的力量激励大家。案例教育就是利用临床医疗实践中发生的个案，对医务人员进行具体形象的警示教育，使医务人员认真吸取他人的经验和教训，形成牢固而强烈的医德信念。

四、医德教育的方法

（一）典型示范与舆论扬抑相结合

在开展医德教育时，要及时发现和表彰先进典型，使医务人员学有方向，赶有目标。只要榜样选择得当，并形成社会舆论，就可以在医德教育中发挥巨大作用。

（二）传授医德知识与案例教育相结合

完整、准确、系统地传授社会主义医德的基本理论和知识，是促进医务人员医德品质形成的基础性工作。但传授医德知识不能孤立地进行，必须同总结实践中的经验教训相结合，才能使抽象的理论具体化、生动化，增强医务人员对医德理论的理解。

（三）提高医德认识和加强医德实践相统一

医德教育必须坚持认识与实践相统一的原则，既要提高医务人员的医德认识，注意启发自觉，更要培养医务人员的医德行为，注意行为疏导。为此，一方面要加强医德理论教育，使医务人员了解和掌握医德规范，不断培养医德情感和医德信念；另一方面要加强医德实践教育，引导医务人员在实际医疗活动中培养良好的医德习惯和医德行为。另外加强实践环节教育还要注意把教育与管理结合起来，因为教育与管理是分不开的，教中有管，管中有教。管理所依据的各项规章制度，包含着丰富的道德教育内容，对高尚医德品质的形成有着重要的规范约束作用，也是医务人员在实践中进行自我教育的重要途径。

第二节 医德修养

医德修养和医德教育都是医德实践活动的表现形式，目的都是提高医务人员的医德品质。作为道德实践活动的两种形式，医德教育与医德修养有联系又有区别。从教育方式上说，如果说医德教育是以外部灌输的方式帮助医务人员提高医德品质的话，那么，医德修养则是医务人员以自我教育的方式培养自己的医德品质。从教育对象上说，两者的教育者与受教育者不同。医德教育是教育者对他人进行医德教育活动，医德修养是自己对自己的教育。在优良道德品质形成的过程中，医德教育固然重要，但医德修养更加不能忽视，是必不可少的实践环节。

一、医德修养的含义

所谓医德修养，就是医务人员自觉地进行道德教育的过程及其达到的目标，或者说是医务人员为提高医德品质而进行的自觉的自我教育、自我锻炼和自我培养，也就是在培养医德品质方面所下的功夫。医德修养往往有两层含义：一层含义是动态的，即依据一定的医德原则和医德规范所进行的学习、体验、反思等心理活动和实践活动；另一层含义是静态的，即在经过长期的努力之后所形成的品质和境界。

二、医德修养的作用

在医德品质的形成过程中，医德教育是外部条件，医务人员进行自我医德修养的自觉性是内部的根据。只有两者恰当地配合，才能形成崇高的医德品质。在医德品质的培养过程中，医务人员自我医德修养的自觉性具有决定的意义。没有高度的自我医德修养的自觉性，外部条件再好也是没有意义的。因此，医德修养有助于医德教育的深化，有助于医疗卫生单位形成良好的医德医风，有助于医务人员养成良好的医德品质。医德修养对于医务人员的成长和医疗卫生事业的发展有着重要的作用。

第一，医德修养是医务人员在医疗实践活动中达到理想医德境界的必由之路。

医德修养是医务人员从他律向自律转化，升华思想境界，确立正确人生观、价值观的重要途径。无论是刚刚从医的医学院毕业生，还是从医多年的医务工作者，只有注重医德修养，才能向理想的医德境界攀登。

第二，医德修养是提高医务人员明辨是非和判断善恶能力的重要途径。

在不断发展的医学科学面前，在复杂的社会生活面前，面对人际交往趋于实用化的形势，要使医务人员自觉地坚持医德宗旨的要求，根本方法是要提高他们判断是非、善恶的能力，增强他们的鉴别力和免疫力。

第三，医德修养是医疗卫生系统医德医风建设和精神文明建设的重要内容。

如果每个医务人员都注重医德修养，人人为病人和社会提供优质服务，那么，必然会在医疗卫生系统形成正气，使医患关系、医际关系向着健康和谐的方向发展，进而通过其示范作用和辐射作用，促进社会主义精神文明建设，达到创建社会主义和谐社会的最终目的。

医德修养是一个主动付出努力、克服障碍的过程。由于医务人员的道德水平有高有低，因此，医务人员必须自觉进行医德修养，改变观念，引发自觉的道德修养行为。首先，要正确认识生命、人生、幸福的价值与意义，珍重生命，珍爱病人。其次，树立崇高的职业理想。一个热爱本职工作的医务人员，必然会自觉地实践医学道德要求。最后，树立良好的道德意识。医务人员只有对道德理想、道德行为的意义有深刻认识，才能自觉地加强道德修养。

三、医德修养的途径和方法

（一）医德修养要与医疗实践相结合

离开了医疗实践这一根本途径，任何医德修养方法都不可能培养出优秀的道德品质和高尚的道德人格。医疗实践是医德修养的根本途径，也是医德修养最重要、最根本的方法。原因有三点，第一，医疗实践是医德修养的前提和基础。医德关系、医德规范都是在医疗实践中产生的。医务人员只有在医疗实践中才能认识到自身行为哪些是道德的，哪些是不道德的，从而产生新的领悟。第二，医德具有知行统一的特点，而这种统一只能在医疗实践中才能实现。医务人员只有把医德原则和医德规范落实到实践中，并不断检查自身行为，及时纠正违背医德原则和医德规范的行为，才能真正有效地进行医德修养，达到提高医德品质的目的。第三，医疗实践是检验医德修养水平高低的唯一标准。判断一个医务人员的医德品质，并不是看他能背多少医德规范或条文，而是通过分析他在医疗工作中的服务质量、服务态度从而作出科学的判断。离开了医疗实践，医德修养就无法进行。

（二）医德修养要追求慎独

"慎独"一词出自《礼记·中庸》："莫见乎隐，莫显乎微。故君子慎其独也。"意思是说，隐蔽的时候和微小的事情最能显示一个人的品质。所以，一个有道德的人在别人看不见、听不见的时候，要特别慎重，克制欲望，不做坏事。慎独强调在无人监督时不仅不能放松，还要更加注意坚持自己的道德信念，强调在隐蔽时和微小事情上坚持自己的道德信念。坚持慎独，有人在场和无人在场一个样，不容许任何邪恶的念头萌发，防微杜渐，使自己的道德品质纯净高尚。慎独对于医务人员的医德修养尤其重要。首先，医疗活动虽有群体性，但在更多的情况下，医务人员是单独工作的；其次，医疗工作专业性很强，一般病人缺乏这方面的知识，难以实施有效的监督。所以，在医疗卫生这个特殊的行业，在医患之间这个特殊的人际交往过程中，医务人员追求慎独具有非常重要的意义。

（三）医德修养要持之以恒

我国战国时期有一位著名的思想家、教育家荀况，他在论述道德教育和修养时指出，知识和德性修养是积累的过程，他认为"人性可化，礼仪可学"，只要"锲而不舍""用心一也"，就能达到"积善成德，而神明自得，圣心备焉"。医德品质的培养是一个复杂的、曲折的甚至有反复的发展过程，不可能一蹴而就。这就需要医务人员坚持终生实践，既不能因一得之功而沾沾自喜、止步不前，也不能因个别人或者个别事件的影响而放弃自身修养。否则，就可能前功尽弃，使已经形成的医德品质丧失。生命不息，修养不止，持之以恒才能有所成就。

医德修养主要有三种境界：自私自利、公私兼顾和大公无私。处于自私自利境界的医务人员只是将服务当作满足自身利益和愿望的手段，有利可图就提供服务，无利可图就拒绝服务；处于公私兼顾境界的医务人员，能够较好地处理个人与他人、集体与社会的利害关系，即做有利可图的事情，无利可图时也能够回馈社会；处于大公无私境界的医务人员，其行为特征是毫不利己、专门利人，是人类最高的精神境界。

第三节　医德评价

医德评价是医德实践活动的重要内容，是人们对医务人员的医疗行为表明褒贬态度的活动。它以独特的医德价值判断存在于医疗实践中，是医德理论、医德规范和医德实践的有机统一。医德评价作为一种无形的力量，对医务人员具有重要的价值导向作用。

一、医德评价概述

评价是指人们对事物或人物的性质和价值进行的判定或判断。评价活动是人所固有的社会活动，内容广泛。道德评价只是广泛的社会评价活动中的一种特有活动。

道德评价是人们在道德生活中根据一定的道德准则对自身或其他个体和群体已经发生的行为以及道德现象所做的善恶性质及价值的判定。如某一行为是道德的，某一行为是不道德的，这就是在进行道德评价。医德评价是道德评价在医学职业道德中的反映，两者是一般和特殊的关系。医德评价在实践中丰富和发展了道德评价。

医德评价是人们依据一定的道德标准对医疗行为进行善恶判断，表明褒贬态度的活动。医德评价活动通过对医疗行为善恶性质的判断和道德责任的划分，赞扬、褒奖善行，谴责、贬斥恶行，以激起人们的荣辱感和道德责任心，从而使人们自觉地向善避恶、扬善抑恶。

任何一种医疗行为在客观效果上都有一定的社会意义，涉及病人和社会的健康利益，就必然伴随着一定的道德性质，存在着善恶之分。所以，对于任何一种医疗行为和活动，既有技术评价问题，也有道德评价问题。医德评价带有浓厚的医学职业特征，如评价的主体既可以是医务人员又可以是非医务人员，评价的客体是医务人员的职业行为即医疗行为，评价的标准要遵照一定的客观医学标准，等等。

二、医德评价的作用

医德评价的基本作用就是对医疗行为进行善恶判断。这种善恶判断的目的是调节和指导医疗单位或医务人员的行为，更好地体现医德原则和医德规范。具体来说，医德评价的作用包括以下几个方面：

（一）教育作用

医德评价通过明确医德责任及其限度，说明衡量行为善恶的标准，使医务人员从医德评价中深刻了解怎样克服某些不符合医德原则和医德规范的行为，选择符合医德原则和医德规范的行为。医学道德评价能够帮助医务人员提高对善与恶、是与非、正确与错误的判断能力，培养良好的医德品质。

（二）评判作用

医德评价是普遍设置于医务人员和患者心中的"道德法庭"，它依据一定的医德原则和医德规范，对某种医疗行为作出道德或不道德的判断。医德评价通过"道德法庭"的审判，对医务人员的行为是否符合医学伦理原则进行评判，促使医务人员自觉地遵守医德原则和医德规范，避免不道德行为的发生。

（三）调节作用

医德评价是使医德原则和医德规范转化为医德行为的重要杠杆。医德评价通过社会舆论、内心信念和传统习惯来发挥其明辨善恶的作用，使医务人员明确怎样做是道德的，怎样做是不道德的，从而自觉选择符合医德原则和医德规范的行为，实现医学伦理调节中的自律和他律。

医德评价有利于医疗行业的医德医风建设和精神文明建设，有利于医疗服务态度的改善和服务质量的提高，有利于医务人员医德品质的提高和医德修养的实践，有利于促进医疗卫生事业的发展。医德评价可以使医德理论逐渐内化为人们的道德品质。总之，医德评价作为医德实践活动的一个组成部分，是医德原则和医德规范发挥作用的杠杆，是社会、病人和卫生部门对医疗单位和医务人员实施医德监督的重要方式，对防止医疗事故发生，发展和谐医患及医际关系，提高医德素质等具有重要的积极作用。

三、医德评价的标准

医德评价的标准即医德评价中评价主体衡量评价客体时所运用的参照系统或价值尺度。一般来讲，善与恶是道德的评价标准。善恶观念既是一个历史的范畴，又是一个社会的范畴，在不同历史时期人们有着不同的善恶观念。有些医疗措施在一定的历史时期被认为是道德的，而在另一个历史时期却被认为是不道德的，如尸体解剖、堕胎等。即使在同一历史时期，对同一医疗行为的评价也是有差别的。一些人认为符合道德要求的行为，另一些人则认为违背道德要求。这是因为善恶观念反映了不同社会人群的利益差别、文化观念差异，所以在善恶的评价标准上，除了要依据不同人群的医疗利益，还要与时俱进，建立适应社会发展所要求的新观念，以提高道德评价水平。

医德评价标准是一个由诸多层次和诸多要素构成的标准体系。我国医德评价的客观标准强调符合疗效性、社会性和科学性要求。

（一）医疗行为要有利于病人的康复或疾病的缓解和根除

有利于患者健康是评价和衡量医务人员的医疗行为符合医德要求及医务人员的医德水平的重要尺度。如目前对恶性肿瘤的治疗有化疗、手术、放疗、免疫及综合治疗等方法，在实际应用时，对这些方法如何取舍取决于病人体质与病情需要，不能仅凭主观愿望或病人要求进行选择，以避免产生不良后果。

（二）医疗行为要有利于人类生存环境的保护和改善

医务人员不仅要重视疾病的诊治，还要重视疾病的预防、环境的保护和改善以及人群的健康。在医疗实践中，医务人员采取一种医疗措施或一种新的医疗方法时，不仅要考虑其对疾病的治疗效果，还必须考虑其对社会、环境、人群所产生的影响。医疗行为要做到防止疾病的传播流行和恶化，改善人类的生存环境，促进一切有益于人类健康利益的自然和社会因素的统一。

（三）医疗行为要有利于医学科学发展和社会进步

医学是保护人的生命和增进人类健康的科学，其任务是揭示人类生命运动的规律及其本质，揭示疾病发生发展的原因、客观过程和规律，探索战胜疾病、增进人类身心健康的途径和方法。这就需要医务人员积极进行科学研究，以促进医学科学的不断发展，为人类造福。

医德评价的根本目的是促进人类的健康和幸福，因此，我们在进行医德评价时，要注意把握住这个根本问题。

四、医德评价的依据

确立医德评价的正确标准，对医德评价具有决定性意义。但有了这个标准，并不能解决医德评价的全部问题，还必须科学地掌握评价的依据，正确认识动机与效果、目的与手段的辩证关系。

（一）动机与效果统一的原则

动机是推动人们从事某种活动，并朝着一个方向前进的内部动力，是为实现一定目的而行动的原因。动机表明为什么要选择这个行为，同时要追求什么样的目的，意味着行为的起始。而效果则是行为所产生的客观结果，也可以说它是动机的现实化，标志着一个行为过程的完结。医学动机是医务人员选择一定的医学行为的主观愿望和意图。医学效果是医务人员在一定的医疗动机支配下的行为结果及其所产生的影响。医学动机与医学效果作为医务人员行为过程中不可分割的两个方面，既有统一的一面，又有矛盾的一面。

动机与效果的统一，表现为动机对一定目的的追求，并指导行为达到一定效果。也就是说，好的动机产生好的效果，坏的动机产生坏的效果。前一种行为无疑是道德的行为，后一种行为无疑是不道德的行为。

动机与效果的矛盾，表现为两种情况，一种是好的动机产生坏的效果，即好心办坏事；另一种是坏的动机产生好的效果，即歪打正着。造成这两种情况的根本原因是从动机到效果的转化是一个复杂的过程，必须具备一定的主观和客观条件。因此，对这两种情况进行道德评价，就必须坚持动机与效果的辩证统一，既要看动机，又要看效果，作出具体的分析。对于前一种情况，要承认其好的动机，但不能肯定其行为就是恶的，随着条件成熟和主观努力，好的动机最终会产生好的效果；对于后一种情况，要承认其好的效果，但不能肯定其行为是善的，随着时间的推移和制度的完善，坏的动机必然会出现坏的效果。

我们对医疗行为的评价要遵循动机与效果相统一的原则，其内容包括两个方面：一是以行为的实践过程及效果对动机作出断定，判断医疗动机的善恶；二是把经过检验作出判定的动机与效果结合起来，对行为的善恶性质及其程度作出最后的判断。将医疗动机和医疗效果结合起来判断医疗行为的善恶，坏的动机必然产生坏的效果。所以，作为一名医务人员，在任何时候都要抱着好的动机，从救死扶伤、治病救人的动机出发，即使有时没有达到预期的效果，但最终会实现好的动机向好的效果的转化。

（二）目的与手段统一的原则

目的是主体在动机支配下所预计要达到的行为结果，手段是行为主体为了实现目的所采取的方法和措施。目的与手段是和动机与效果相联系且又有区别的一个问题，是医德评价中的又一重要依据。

目的与手段是辩证统一的关系，主要表现为：一方面，目的规定和制约着手段，目的的道德性质要求采取同样性质的手段。道德目的只有采取正当的手段才能达到，只有不道德的目的才需要不正当的手段。在医疗行为中，为了治疗患者的疾病，总是要优先考虑对患者无损害、低耗费、少痛苦的手段。另一方面，手段也制约着目的的实现。手段有效与否直接关系到目的能否实现和实现的程度。正当的手段可以使目的得以实现；使用与目的不相适应的手段，不但不能达到预期目的，反而会歪曲以致篡改目的的性质，妨碍目的的实现。医务人员的医疗行为出现目的与手段相违背的情况，大多数因为手段选择不当，手段没能正确地体现目的的要求。因此，在发现手段背离目的的情况时，应迅速改变手段，否则就会造成严重后果，甚至发生医疗事故。为了实现目的与手段相统一，使手段更好地体现目的的要求，医务人员在选择诊疗手段时要遵循下列要求：选用的诊疗手段，应该是经过实践检验证明是有效的；选用的诊疗手段必须是经过实践检验证明是最佳的；诊疗手段的选择必须和病情发展程度相一致，坚持对症下药的原则；诊疗手段的选用应该考虑社会后果，凡是给社会带来不良后果的诊疗手段都尽可能不用。

五、医德评价的方式

（一）自我评价

自我评价是指医务人员利用自己的内心信念，对自己的医疗行为进行的善恶褒贬活动。每一个医务人员都或多或少地有道德需要，即遵守医学道德规范，做一个合乎道德的人、一个好人的需要。医务人员的良心源于社会和他人因其道德的好坏所给予的赏罚。医学实践中的自我评价是以医务人员的内心信念的形式表现出来，是对医疗道德规范的真诚信仰和强烈的责任感，是深刻的道德认识和强烈的道德意志的有机统一，主要通过自己的职业良心、慎独等自律精神起作用。良心是医务人员自身内部的道德评价，是自己对自己的医疗行为的道德价值的意识。良心满足是对自己的医疗行为所具有的道德价值的肯定性评价，良心谴责是对自己的医疗行为所具有的道德价值的否定性评价。一个医务人员只有遵守医学道德规范，才能实现良心的目的，满足做一个好人的需要，成为一个有道德的人。一个有良心的医务人员，如果看到自己的行为符合医学道德规范，便会因自己做一个好人的道德需要得到满足而感到快乐，沉浸在良心满足的喜悦之中；相反，如果看到自己的行为不符合医学道德规范，就因做一个好人的道德需要没有得到满足而感到内疚，从而会遭受良心的谴责。在医疗行为前，良心具有选择检查作用；在医疗行为中，良心具有监督和调整作用；在医疗行为后，良心具有总结和反省作用。

（二）社会评价

社会评价是指社会对医务人员的医疗行为进行的善恶褒贬活动。社会评价是以社会舆论的形式，按相应的道德习惯进行的。每个人都有希望他人做一个好人的需要，而且这种需要是双重的：不仅有自己遵守医学道德规范、做一个好人的需要，而且还有希望他人遵守道德规范、做一个好人的需要。当一个人判断、评价医务人员的医疗行为时，如果医务人员的医疗行为符合医学道德规范，会因上述需要得到满足而感到快乐，便会给医务人员以积极的医学道德评价，提高其名誉；如果看到医务人员的医疗行为不符合医学道德规范，会因上述需要得不到满足而痛苦，便会给医务人员以消极的医学道德评价，对其进行舆论谴责。社会管理部门的舆论是有组织有领导地进行的，而民间的社会舆论则是人们凭着传统经验或直觉表现出来的。社会评价对某一行为的看法和态度，是人们自发形成的。以传统习俗和社会舆论为特征的社会评价反映了道德评价的群众性、广泛性，对行为主体形成一种外在压力，是外在呼声。名誉是对医务人员的医疗行为所具有的道德价值的肯定性评价，舆论谴责是对医务人员的医疗行为所具有的道德价值的否定性评价。医务人员只有遵守医学道德规范，才能得到他人给予的名誉；反之，就会受到舆论谴责。

主要参考文献

[1]陈斯毅.职业素养[M].北京:北京师范大学出版社,2021.

[2]国家卫生健康委员会宣传司.修医德行仁术[M].北京:中国人口出版社,2018.

[3]李德玲,齐俊斌.医学伦理学[M].2版.西安:西安交通大学出版社,2018.

[4]李禄峰,何昆蓉.中国传统医德文化[M].成都:四川大学出版社,2021.

[5]李孝英,等.医学生伦理道德培养模式研究[M].广州:暨南大学出版社,2017.

[6]刘兰明.职业基本素养[M].北京:高等教育出版社,2019.

[7]罗仁,周迎春.中医医德经典格言精选[M].广州:华南理工大学出版社,2019.

[8]彭庆星.医学与科学的哲思[M].北京:北京出版社,2017.

[9]孙慕义.医学伦理学[M].3版.北京:高等教育出版社,2015.

[10]田银萍.医学生职业道德与职业素质修养[M].北京:北京理工大学出版社,2012.

[11]涂耀军.医学生职业道德素养提升[M].长春:吉林大学出版社,2017.

[12]许二平.医德教育学[M].济南:山东科学技术出版社,2020.

[13]宣扬,李玉荣.医者仁心:中华传统医德读本[M].合肥:安徽大学

出版社,2018.

[14]游昀之.职业道德[M].上海:上海交通大学出版社,2017.

[15]岳芸,白芳,孔祥军.医学院校医德及教育研究[M].北京:中国纺织出版社,2019.

[16]曾凡龙,王世华.职业道德教程[M].上海:上海交通大学出版社,2005.

[17]张焜.医学人文视角下的医德建设[M].天津:天津科学技术出版社,2018.

[18]张同胜,何嘉,杨洪林.职业生涯与发展规划[M].长春:吉林人民出版社,2019.

[19]张艳清.中国传统医德思想研究[M].北京:中国民主法制出版社,2015.